Primeiros socorros: um estudo pelo viés da educação física

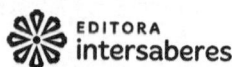
EDITORA
intersaberes

O selo DIALÓGICA da Editora InterSaberes faz referência às publicações que privilegiam uma linguagem na qual o autor dialoga com o leitor por meio de recursos textuais e visuais, o que torna o conteúdo muito mais dinâmico. São livros que criam um ambiente de interação com o leitor – seu universo cultural, social e de elaboração de conhecimentos –, possibilitando um real processo de interlocução para que a comunicação se efetive.

Primeiros socorros: um estudo pelo viés da educação física

Maria de Fátima Fernandes Vara

EDITORA intersaberes

Rua Clara Vendramin, 58 • Mossunguê • CEP 81200-170 • Curitiba • PR • Brasil
Fone: (41) 2106-4170 • www.intersaberes.com • editora@editoraintersaberes.com.br

Conselho editorial
Dr. Ivo José Both (presidente)
Drª Elena Godoy
Dr. Neri dos Santos
Dr. Ulf Gregor Baranow

Editora-chefe
Lindsay Azambuja

Gerente editorial
Ariadne Nunes Wenger

Assistente editorial
Daniela Viroli Pereira Pinto

Preparação de originais
Larissa Carolina de Andrade

Edição de texto
Palavra do Editor

Capa
Laís Galvão (design)
RossHelen/Shutterstock (imagem)

Projeto gráfico
Luana Machado Amaro

Diagramação
Laís Galvão

Equipe de design
Luana Machado Amaro

Iconografia
Maria Elisa Sonda
Regina Claudia Cruz Prestes

Dados Internacionais de Catalogação na Publicação (CIP)
(Câmara Brasileira do Livro, SP, Brasil)

Vara, Maria de Fátima Fernandes
  Primeiros socorros: um estudo pelo viés da educação física/Maria de Fátima Fernandes Vara. Curitiba: InterSaberes, 2020. (Série Corpo em Movimento)

  Bibliografia.
  ISBN 978-65-5517-778-7

  1. Educação física 2. Esportes – Acidentes 3. Medicina esportiva 4. Primeiros socorros I. Título II. Série.

20-42515   CDD-613.71

Índices para catálogo sistemático:

1. Medicina esportiva: Educação física   613.71

Maria Alice Ferreira – Bibliotecária – CRB-8/7964

1ª edição, 2020.
Foi feito o depósito legal.

Informamos que é de inteira responsabilidade da autora a emissão de conceitos.

Nenhuma parte desta publicação poderá ser reproduzida por qualquer meio ou forma sem a prévia autorização da Editora InterSaberes.

A violação dos direitos autorais é crime estabelecido na Lei n. 9.610/1998 e punido pelo art. 184 do Código Penal.

Sumário

Apresentação • 13

Organização didático-pedagógica • 17

Capítulo 1
Primeiros socorros: conceitos gerais • 23

1.1 Primeiros socorros e as aulas de Educação Física • 26
1.2 Aspectos legais e éticos: direitos e deveres • 35
1.3 Epidemiologia dos acidentes no ambiente escolar • 40
1.4 Epidemiologia dos acidentes durante a prática de exercício físico em espaços abertos e fechados • 46
1.5 Mecanismos de trauma e avaliação inicial da vítima • 50

Capítulo 2
Urgências e emergências clínicas: primeiras ocorrências • 73

2.1 Obstrução das vias aéreas e parada cardiorrespiratória (PCR) • 76
2.2 Afogamento • 88
2.3 Vertigem, síncope e desmaio • 94
2.4 Hipoglicemia e hiperglicemia • 102

Capítulo 3
Urgências e emergências clínicas: outros tipos de ocorrências • 113

3.1 Febre, hipertermia e hipotermia • 116
3.2 Insolação, intermação e queimadura de frio • 125
3.3 Desidratação • 132
3.4 Convulsão • 138
3.5 Trauma abdominal e trauma ocular • 141

Capítulo 4
Primeiros socorros em diferentes tipos de traumas • 151

4.1 Fratura • 154
4.2 Entorse • 162
4.3 Luxação • 165
4.4 Trauma cranioencefálico (TCE) • 170
4.5 Trauma de tórax • 176
4.6 Trauma raquimedular (TRM) • 177

Capítulo 5
Urgências e emergências clínicas: últimas ocorrências • 185

5.1 Hemorragia • 188
5.2 Ferimentos • 197
5.3 Acidentes com animais peçonhentos • 206
5.4 Intoxicação exógena • 218
5.5 Eletrocussão e queimaduras • 220

Capítulo 6
Prevenção de acidentes durante as aulas de Educação Física • 229

6.1 Planejamento e avaliação inicial do aluno • 232
6.2 Higiene e vestuário • 241
6.3 Prática de esportes e uso adequado de materiais e equipamentos • 245
6.4 Local e horário • 247
6.5 Adaptação de equipamentos para a Pessoa com Deficiência (PcD) • 254

Considerações finais • 263
Lista de siglas • 267
Referências • 269
Bibliografia comentada • 281
Respostas • 283
Sobre a autora • 285

A educação começa e se fortalece com os exemplos que temos: muito obrigada aos meus pais, Antônio e Ana, por terem sido a base sólida da minha formação. Agradeço às minhas filhas, Daniela e Gabriela, bem como a toda a minha família, aos meus amigos e aos mestres que atravessaram meu caminho. Cada um, de forma particular e diferente, desempenhou um papel fundamental para que eu chegasse até aqui. Meus sinceros agradecimentos.

Cada dia traz sua alegria e sua pena,
e também sua lição proveitosa.

Saramago

Apresentação

É inquestionável que o conhecimento de primeiros socorros garante o estabelecimento de um ambiente mais seguro. Professores e profissionais da área de educação física[1] (além de alunos e funcionários da instituição) que tenham habilidades em primeiros socorros contribuem para aumentar a segurança nas escolas, nos clubes e nas academias. Os acidentes acontecem em qualquer lugar e podem provocar ferimentos simples ou graves. Embora, em muitos casos, seja necessário o atendimento de uma equipe especializada, ter alguém por perto que conheça as técnicas em primeiros socorros, que domine as habilidades necessárias e saiba tomar medidas rápidas, seguindo procedimentos corretos, pode evitar danos maiores à pessoa acidentada.

Uma vez que os professores e profissionais de educação física lidam cotidianamente com pessoas, é essencial obter um treinamento adequado em primeiros socorros. Sem um atendimento inicial apropriado, até a chegada do resgate, uma lesão leve pode tornar-se grave ou fatal. Assim, a fim de garantir a segurança de

---

[1] Nesta obra, destacamos a importância do conhecimento de socorros de urgência pelo professores e profissionais da área de educação física. Contudo, cabe ressaltar que, quanto maior for o número de pessoas detentoras desse conhecimento, melhor será para a segurança do ambiente em questão, pois os minutos que antecedem a chegada da equipe especializada são fundamentais para evitar agravos decorrentes de algum acidente.

todos os envolvidos nos diferentes locais de atuação de professores e profissionais de educação física, é fundamental o estudo de primeiros socorros. Aqui, evidentemente, cabe a ressalva de que esse aprendizado não se restringe a esses profissionais, visto que qualquer pessoa leiga pode interessar-se pelo assunto.

Torna-se imprescindível orientar a todos sobre os métodos básicos utilizados em caso de acidente ou de alguma condição clínica alterada. Com relação à atuação dos professores e profissionais de educação física, cada aula deve ser organizada de tal forma que os alunos aproveitem ao máximo. É dever desses profissionais conhecer os riscos e planejar cada etapa com foco na prevenção e na orientação, contribuindo, assim, para que muitas situações sejam evitadas.

Desse modo, este livro tem o objetivo de despertar a reflexão sobre a prevenção de acidentes, principalmente nos locais de atuação desses professores e profissionais, bem como orientar sobre as medidas de primeiros socorros, em ambientes abertos ou fechados. Para tanto, vamos apontar as possibilidades de prestação de primeiros socorros, considerando que o mais importante é fazer o melhor possível até a chegada da equipe especializada. Logo, esta obra tem o intuito de preparar seus leitores para desenvolverem, sempre que possível, ações de prevenção (tanto os professores, em geral, quanto o professor de Educação Física, em particular) ou prestarem os primeiros socorros, caso isso seja necessário. Este livro também visa atender ao interesse de pessoas que não estejam integrados ao sistema educacional, mas queiram realizar uma iniciação em primeiros socorros.

Nesse sentido, acreditamos que os professores e profissionais da área de educação física com conhecimento em primeiros socorros, além de estarem mais atentos ao planejamento das atividades e à adequação de materiais, gerenciam de maneira mais eficaz os incidentes e avaliam com rapidez as possíveis vítimas. Portanto, embora seja um procedimento temporário, a prestação de primeiros socorros desempenha um papel importante, visto que pode evitar o agravo da situação. Quando bem treinados, esses profissionais conseguem manter a situação sob controle antes da chegada do serviço especializado, pois sabem aplicar os métodos certos, os quais solicitam um determinado conhecimento para ajudar a vítima a lidar com a situação.

Ao deparar-se com uma situação em que é preciso prestar socorro imediato, além de identificar se existe a necessidade de ligar para o serviço especializado, é fundamental agir de acordo com os conhecimentos já obtidos, os quais abrangem uma série de tópicos, como:

- conceitos básicos e aspectos legais e éticos, o que envolve os direitos e deveres de cada cidadão;
- números do Serviço de Atendimento Móvel de Urgência (Samu) e do corpo de bombeiros militar (que devem estar anotados em local de fácil visualização);
- conhecimentos básicos sobre primeiros socorros, que contemplam o diagnóstico de ressuscitação cardiopulmonar (RCP), febre, hipertermia, hipotermia, convulsão, trauma abdominal, trauma ocular, desidratação, insolação, intermação e queimadura de frio, bem como fratura, entorse, luxação, trauma cranioencefálico (TCE), trauma de tórax, trauma raquimedular (TRM), hemorragia, ferimentos, acidentes com animais peçonhentos, eletrocussão e queimaduras;

Nesse contexto de atuação, os professores e profissionais da área de educação física também devem atentar para a necessidade de fazer a avaliação inicial do estado do aluno, da higiene, do vestuário, dos materiais e dos equipamentos utilizados durante as aulas de Educação Física. Deve haver igualmente o planejamento da prática de exercícios físicos em ambientes abertos ou fechados, de acordo com o local e o horário adequados, bem como a verificação da manutenção dos equipamentos para a prevenção de acidentes.

Existem diversas situações que podem colocar a vida e a saúde em risco. Considerando-se que casos inesperados acontecem, faz-se necessária a conscientização sobre a importância do estudo de primeiros socorros, uma vez que a vida de uma pessoa pode depender dessa ação. Todo cidadão deveria saber como prestar os primeiros socorros, principalmente no que diz respeito às ações urgentes antes da chegada dos serviços de emergência especializados. Cada minuto de atraso na prestação desse suporte à vítima pode reduzir as chances de sucesso.

Discutir esse tema exige comprometimento e motivação, pois envolve teoria e prática em um exercício constante de revisão e adoção de uma variedade de recursos educacionais (como indicação de leituras e vídeos e realização de atividades práticas), sempre tendo em vista que esse conhecimento pode fazer a diferença na vida das pessoas. Por fim, é importante ressaltar que este livro não tem a intenção de exaurir a temática nem apresentar uma proposta fechada, mas levantar questões e apontar os riscos e, principalmente, as possibilidades nas diferentes situações que envolvem a prestação de socorros de urgência e emergência.

Boa leitura!

Organização didático-pedagógica

Esta seção tem a finalidade de apresentar os recursos de aprendizagem utilizados no decorrer da obra, de modo a evidenciar os aspectos didático-pedagógicos que nortearam o planejamento do material e como o aluno/leitor pode tirar o melhor proveito dos conteúdos para seu aprendizado.

Introdução do capítulo

Logo na abertura do capítulo, você é informado a respeito dos conteúdos que nele serão abordados, bem como dos objetivos que a autora pretende alcançar.

Para saber mais

Sugerimos a leitura de diferentes conteúdos digitais e impressos para que você aprofunde sua aprendizagem e siga buscando conhecimento.

Preste atenção!

Nestes boxes, apresentamos informações complementares e interessantes relacionadas aos assuntos expostos no capítulo.

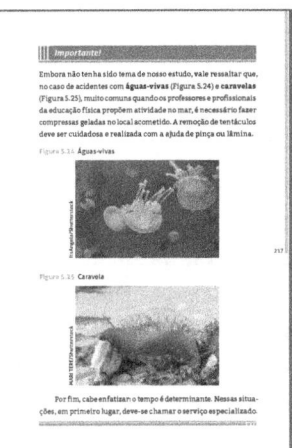

Importante!

Algumas das informações mais importantes da obra aparecem nestes boxes. Aproveite para fazer sua própria reflexão sobre os conteúdos apresentados.

Síntese

Você conta, nesta seção, com um recurso que o instigará a fazer uma reflexão sobre os conteúdos estudados, de modo a contribuir para que as conclusões a que você chegou sejam reafirmadas ou redefinidas.

Atividades de autoavaliação

Com estas questões objetivas, você tem a oportunidade de verificar o grau de assimilação dos conceitos examinados, motivando-se a progredir em seus estudos e a se preparar para outras atividades avaliativas.

Atividades de aprendizagem

Aqui você dispõe de questões cujo objetivo é levá-lo a analisar criticamente determinado assunto e aproximar conhecimentos teóricos e práticos.

Bibliografia comentada

Nesta seção, você encontra comentários acerca de algumas obras de referência para o estudo dos temas examinados.

LINHARES, A. O. M. et al. **Manual APH**: manual de atendimento pré-hospitalar. Salvador: Sanar, 2018.

Esse livro apresenta 36 capítulos com temas relevantes sobre o atendimento pré-hospitalar, incluindo casos clínicos e fluxogramas de atendimento. Explora cenários de ocorrências e, por isso, leva a reflexões sobre os principais pontos que devem ser considerados no atendimento pré-hospitalar, em situações de urgência e de emergência.

AMERICAN HEART ASSOCIATION. Destaques da atualização das Diretrizes da AHA 2015 para RCP e ACE. [S.l.]: 2015. Disponível em: <https://eccguidelines.heart.org/wp-content/uploads/2015/10/2015-AHA-Guidelines-Highlights-Portuguese.pdf>. Acesso em: 16 set. 2020.

Essa publicação apresenta detalhadamente algumas questões sobre ética e, além disso, fornece orientações sobre a ressuscitação cardiopulmonar (RCP) em diferentes faixas etárias.

BRASIL. Ministério da Saúde. Secretaria de Atenção à Saúde. **Protocolos de intervenção para o SAMU 192 – Serviço de Atendimento Móvel de Urgência**. Brasília: Ministério da Saúde, 2016. Disponível em: <http://www.saude.gov.br/images/pdf/2016/outubro/26/livro-avancado-2016.pdf>. Acesso em: 16 set. 2020.

Essa obra descreve desde a avaliação primária e secundária até os diferentes tipos de ocorrências, bem como o que fazer em cada um dos casos. Trata-se de um documento de fácil acesso e uma excelente referência para reforçar os conteúdos sobre primeiros socorros.

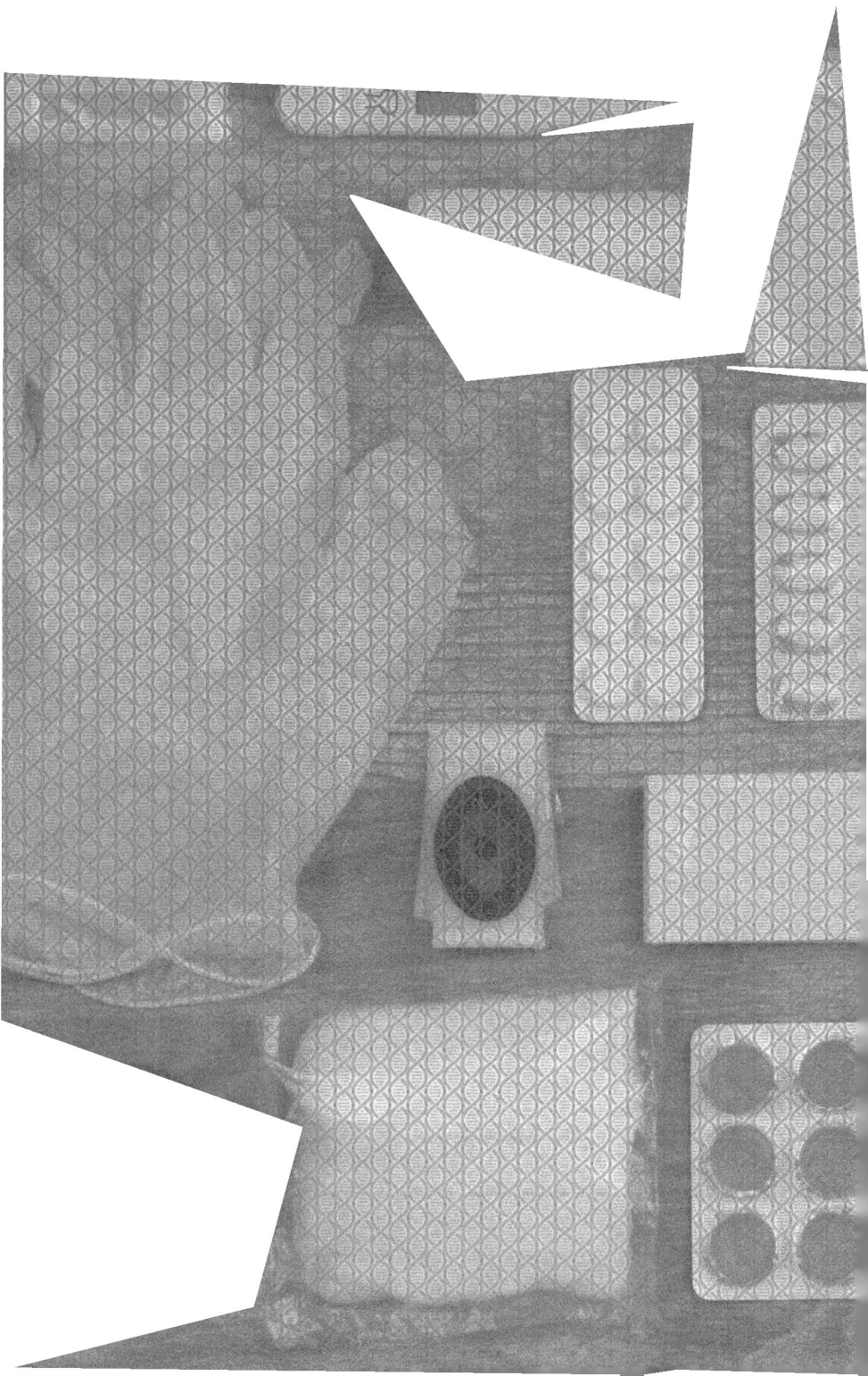

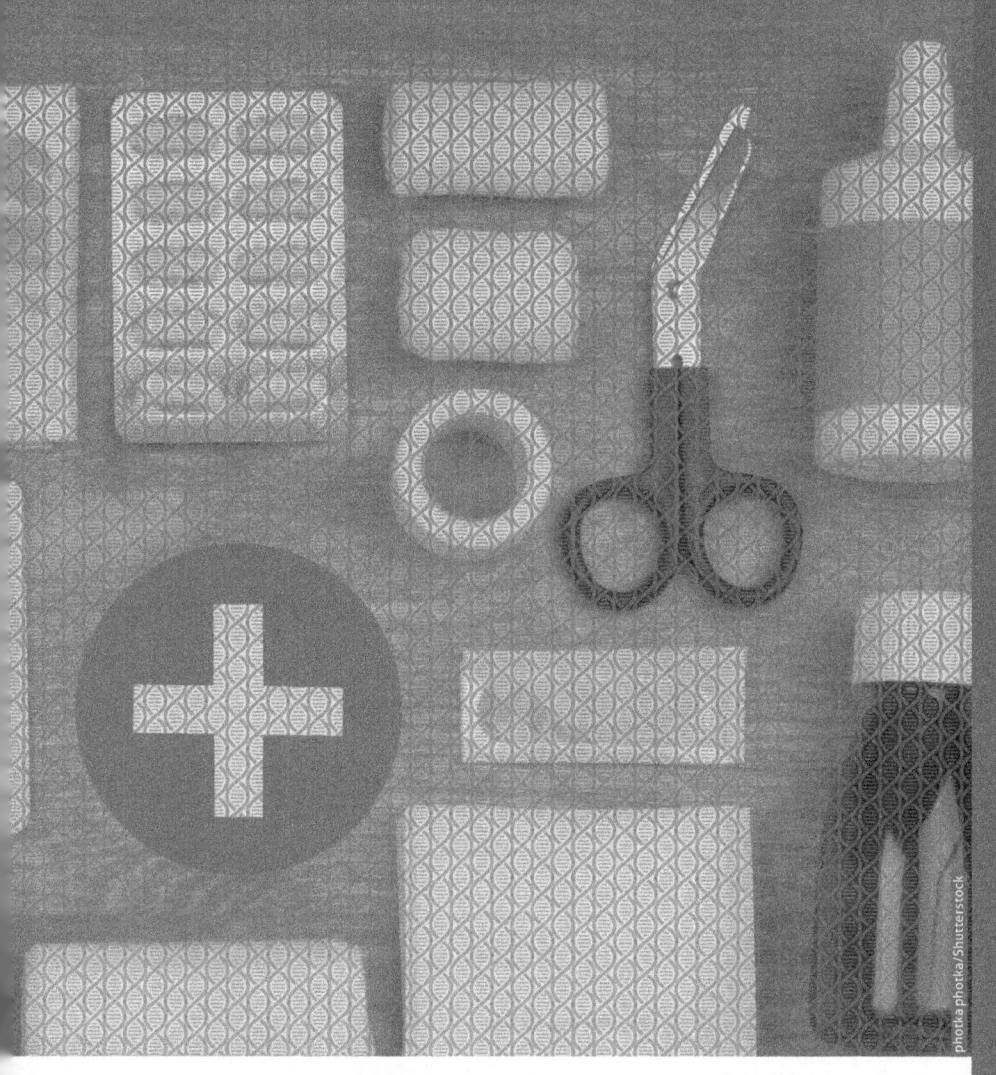

Capítulo 1

Primeiros socorros: conceitos gerais

Comecemos com o seguinte questionamento: O que são primeiros socorros? Podemos definir *primeiros socorros* como a primeira ajuda e/ou cuidados oferecidos a uma pessoa que apresente alteração nos sinais vitais, suspeita de ferimento, hemorragia, fratura, queimadura etc. Os objetivos dessa primeira abordagem são preservar a vida, evitar agravos e, se possível, promover a recuperação. Este primeiro capítulo, em uma perspectiva introdutória, visa apresentar os conceitos básicos relacionados aos primeiros socorros e descrever o papel dos cidadãos (sobretudo professores e profissionais de educação física) na prestação de atendimento em situações de urgência.

Dessa forma, abordaremos a importância de um conhecimento básico em socorros de urgência e destacaremos os números do Serviço de Atendimento Móvel de Urgência (Samu) e do corpo de bombeiros militar. Ainda, apontaremos elementos legais e éticos que regulam o atendimento de primeiros socorros, bem como os respectivos direitos e deveres. Os aspectos epidemiológicos dos acidentes no ambiente escolar também serão tema de nossa discussão. Por fim, veremos alguns mecanismos de trauma e a avaliação inicial da vítima, incluindo o ABCDE dos socorros de urgência, que corresponde aos passos, por ordem alfabética, para a prestação de um atendimento imediato.

1.1 Primeiros socorros e as aulas de Educação Física

Talvez você esteja se perguntando: Por que estudar primeiros socorros? Poderíamos responder, prontamente, que, quanto maior o conhecimento sobre esse tema, mais discussões e reflexões serão geradas, o que acarreta, por consequência, um aumento das atitudes de prevenção e melhorias no próprio planejamento de atividades. Assim, os profissionais ligados à área da educação física, bem como os professores em geral, precisam ter conhecimentos específicos para planejar melhor, optar pelos materiais mais adequados e cuidar de maneira consciente dos equipamentos escolhidos para as aulas/atividades propostas, trabalhando, com isso, para a redução do número de acidentes no dia a dia. É possível que você já tenha se confrontado com situações em que dominar os primeiros socorros seria necessário. Nessa hora, você pensa: O que fazer? Como? Quando? Para qual número ligar? Quando ligar? Com a ampliação do conhecimento sobre primeiros socorros, estamos cada vez mais qualificados para manter uma rotina de planejamento e observação voltada à prevenção de acidentes. Tendo em vista que, em situações de urgência e emergência, o tempo é fundamental, a confiança baseada em conhecimento teórico e prático torna-se imprescindível.

Em teoria, primeiramente vamos estabelecer as diferenças entre os conceitos de **emergência** e **urgência**. A Portaria n. 354, de 10 de março de 2014, expedida pelo Ministério da Saúde, apresenta as seguintes considerações:

> *2.1 Emergência: Constatação médica de condições de agravo a saúde que impliquem sofrimento intenso ou risco iminente de morte, exigindo portanto, tratamento médico imediato.*
>
> *2.2 Urgência: Ocorrência imprevista de agravo a saúde como ou sem risco potencial a vida, cujo portador necessita de assistência médica imediata.* (Brasil, 2014)

Com base nessas definições, percebemos que, em ambos os casos, o fator *tempo* pode determinar o sucesso ou o insucesso na prestação de primeiros socorros. Em situações de urgência, o atendimento visa evitar agravos e diminuir o sofrimento da vítima; em casos de emergência, como existe o risco de morte, a prestação de socorros tem de ser realizada em poucos minutos e com foco na proteção à vida. Veja a seguir alguns exemplos.

I. **Emergência**
- Em casos de parada cardiorrespiratória, a vítima pode ter sequelas irreversíveis ou ir a óbito em poucos minutos.
- Uma grande hemorragia, provocada por lesão em vasos calibrosos, pode ser causa de morte em um intervalo de tempo curto.
- A obstrução de vias aéreas, tanto por sólidos quanto por líquidos, caracteriza-se como um risco de vida imediato.

II. **Urgência**
- Fraturas nos ossos dos membros superiores e/ou inferiores, que não comprometam grandes vasos, devem ser atendidas em um curto prazo, porém não apresentam risco imediato de vida.
- Ferimentos em pequenas áreas do corpo, que não comprometam grandes vasos, também devem receber atendimento em um curto prazo, porém não apresentam igualmente risco imediato de vida.

Diante dessas situações, percebemos o quanto cada segundo importa na prestação de primeiros socorros. Mesmo quando existe a necessidade de chamar o serviço especializado, os primeiros minutos, antes da chegada dos especialistas, podem ser determinantes para evitar o agravo ou até a condução a casos fatais. Portanto, saber o que fazer é fundamental para qualquer cidadão e deveria compor seu repertório pessoal. Afinal, acidentes acontecem em qualquer lugar e com todo tipo de pessoa. Contudo, essa discussão é ainda mais imprescindível nos lugares de atuação de professores e profissionais de educação física, sendo que deveria estar presente no dia a dia de escolas, clubes, empresas, academias, parques etc. Tal conhecimento é essencial para que os professores e alunos tenham uma noção precisa das prioridades a serem adotadas, caso presenciem uma situação em que a prestação de primeiros socorros seja necessária.

No ambiente escolar, observa-se a movimentação constante de alunos em diferentes ocasiões, como nas aulas práticas de Educação Física ou durante o intervalo. Há de se considerar ainda os horários de entrada e saída dos alunos nas salas de aula, pois, em virtude da grande movimentação, existe o risco de acidentes e lesões (Almondes; Both, 2016). Por isso, os professores e profissionais de educação física devem estar preparados, pois os primeiros socorros exigem que seja feita a avaliação da vítima e do ambiente para, na sequência, agir conforme se faz necessário até a chegada do serviço especializado. Nas palavras de Singletary et al. (2015, p. 575, tradução nossa), "O escopo dos primeiros socorros não é puramente científico; é influenciado por restrições de treinamento e regulatórias. A definição de escopo é, portanto, variável e deve ser feita de acordo com circunstâncias, necessidades e requisitos regulamentares".

Ainda, é importante conhecer os números dos serviços de atendimento de urgência e emergência da região, visto que o acionamento consciente e no momento certo pode contribuir para um melhor atendimento às vítimas. O Samu é um dos serviços que podem ser solicitados quando há vítimas em situação de urgência ou emergência, por meio do número 192; em casos de trauma, pode-se chamar o corpo de bombeiros militar, pelo número 193.

Para saber mais

O vídeo a seguir, do canal da TV Senado no Youtube, trata das competências em caso de acionamento dos bombeiros e destaca que o número 193 é o único pelo qual se pode pedir um atendimento de urgência em todo o Brasil.

TV SENADO. **193 é o número único de emergência dos Bombeiros, padrão em todo o Brasil, lembra Vinicius Camargo**. 15 jun. 2011. Disponível em: <https://www.youtube.com/watch?v=rbxuSti2fpQ>. Acesso em: 16 set. 2020.

Resta, no entanto, uma dúvida: Quando chamar o Samu? Podemos citar as seguintes situações (mas sem nos restringirmos a elas): crise convulsiva, desmaio, intoxicação com produtos de limpeza etc. E quando é o momento de chamar o corpo de bombeiros? Os casos a seguir seriam motivo para acionamento, mas é bom lembrar que essa lista não é restrita: ferimentos por arma branca (FABs), ferimentos por arma de fogo (FAFs), acidentes automobilísticos, quedas etc.

Figura 1.1 Samu

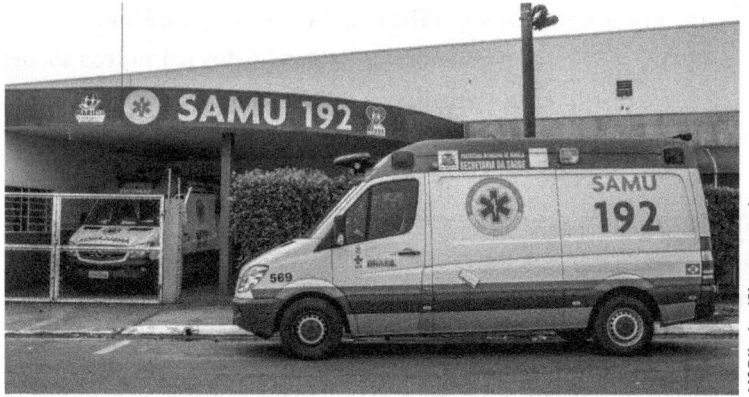

Cabe mencionar que, antes de chamar qualquer dos serviços, é preciso considerar se isso é realmente necessário. Uma chamada desnecessária compromete o atendimento de outra pessoa que realmente precise dele. Todavia, sendo necessário, ao ligar, a pessoa receberá orientações sobre como proceder nas primeiras ações. De acordo com a Portaria n. 2.048, de 5 de novembro de 2002, do Ministério da Saúde,

> Considera-se como nível pré-hospitalar móvel na área de urgência, o atendimento que procura chegar precocemente à vítima, após ter ocorrido um agravo à sua saúde (de natureza clínica, cirúrgica, traumática, inclusive as psiquiátricas), que possa levar a sofrimento, sequelas ou mesmo à morte, sendo necessário, portanto, prestar-lhe atendimento e/ou transporte adequado a um serviço de saúde devidamente hierarquizado e integrado ao Sistema Único de Saúde. (Brasil, 2002)

Além do que preconiza a Portaria n. 2.048/2002, existe ainda uma central de regulação para o serviço de atendimento pré-hospitalar móvel, com equipe e frota de veículos que visam atender conforme as necessidades da população.

Segundo Tobase e Tomazini (2017), a assistência no local de um acidente é de caráter temporário e pode ser realizada por diferentes tipos de veículos e equipes de profissionais. Isso vai depender da modalidade de atendimento, a saber:

- **Suporte Básico de Vida (SBV):** constituído por auxiliar ou técnico de enfermagem e condutor de veículos de emergência.
- **Suporte Avançado de Vida (SAV):** constituído por enfermeiro, médico e condutor de veículos de emergência.

Portanto, as equipes multiprofissionais tripulam diferentes tipos de veículos equipados de modos distintos, o que está ligado à modalidade de atendimento e às intervenções que deverão ser executadas. O Quadro 1.1 apresenta alguns exemplos de veículos de transporte, a composição da equipe e também os tipos de intervenção que podem ser realizados.

Quadro 1.1 Tipos de transporte e de atendimento

Veículo	Equipe	Intervenção
Tipo A: ambulância de transporte	- Condutor de veículo - Auxiliar ou técnico de enfermagem	- Remoção simples em transporte de caráter eletivo
Tipo B: ambulância de Suporte Básico de Vida (SBV)	- Condutor de veículo - Auxiliar ou técnico de enfermagem	- Atendimento pré--hospitalar com risco para a vida não conhecido - Transporte inter--hospitalar com risco para a vida conhecido - Intervenções não invasivas

(continua)

(Quadro 1.1 – conclusão)

Veículo	Equipe	Intervenção
Tipo C: ambulância de resgate (SBV)	• 3 profissionais militares (rodoviário, bombeiro) • 1 condutor • 2 profissionais capacitados em SBV, salvamento e resgate	• Atendimento pré-hospitalar com risco para a vida não conhecido • Intervenções não invasivas • Resgate e salvamento de vítimas de acidentes e em locais de difícil acesso
Tipo D: ambulância de Suporte Avançado de Vida (SAV)	• Condutor de veículo • Enfermeiro • Médico	• Atendimento pré-hospitalar com intervenções invasivas, de alta complexidade, destinado a pacientes com alta gravidade • Transporte inter-hospitalar do paciente de alto risco • Asa rotativa: atendimento pré-hospitalar (APH) realizado por meio de transporte aéreo (helicóptero) • Asa fixa: transporte inter-hospitalar realizado por meio de aeronave (avião)
Tipo E: veículo de intervenção rápida	• Condutor • Enfermeiro • Médico	• Transporte da equipe de SAV para iniciar atendimento ou fornecer suporte aos profissionais da ambulância • Veículo leve, não destinado ao transporte de paciente

Fonte: Elaborado com base em Tobase; Tomazini, 2017.

Depois de analisar cada caso que chega até a central, o médico regulador responde às chamadas de acordo com a resposta mais adequada, que vai desde um conselho médico até o envio de uma equipe especializada ao local onde ocorreu a situação, sendo que ele também pode acionar outros serviços, conforme julgar necessário. Tendo isso em vista, é essencial que o número para socorros de urgência por equipe especializada seja amplamente divulgado, pois somente assim toda a comunidade terá condições de entrar em contato quando for preciso, por meio de telefone fixo ou móvel, particular ou público, uma vez que a ligação é gratuita.

Agora, vejamos os processos que envolvem a chegada ao hospital depois de feito o atendimento de urgência ou emergência no local do acidente. Primeiro, as ambulâncias, tanto do Samu quanto do corpo de bombeiros, vão conduzir a vítima até o local mais adequado e com espaço disponível, conforme a precisão e as possibilidades. No hospital, deve haver uma triagem para classificar a gravidade, sendo uma das ferramentas mais utilizadas o protocolo de Manchester.

Figura 1.2 Protocolo de Manchester

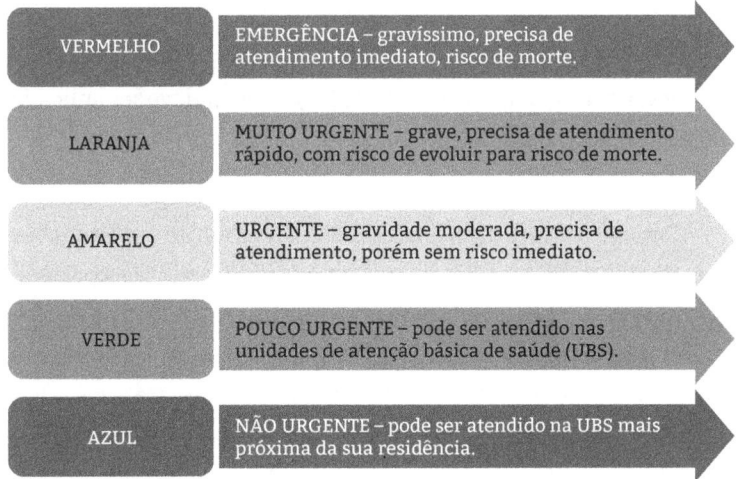

Fonte: Elaborado com base em Brasil, 2016a.

O reconhecimento da situação (urgência ou emergência) é imprescindível no primeiro momento da prestação dos primeiros socorros, conforme comentado anteriormente, e continua sendo relevante diante dos critérios de admissão, por equipe especializada, nos serviços de pronto atendimento, pronto socorro, hospitais e outros.

||| Para saber mais

Você pode encontrar mais informações sobre o protocolo de Manchester nos seguintes documentos:

BRASIL. Ministério da Saúde. Secretaria de Atenção à Saúde. Política Nacional de Humanização da Atenção e Gestão do SUS. **Acolhimento e classificação de risco nos serviços de urgência**. Brasília: 2009. (Série B. Textos Básicos de Saúde). Disponível em: <http://bvsms.saude.gov.br/bvs/publicacoes/acolhimento_classificaao_risco_servico_urgencia.pdf>. Acesso em: 16 set. 2020.

SERVIN, S. C. N. et al. **Protocolo de acolhimento com classificação de risco**. São Luís: Semus, [S.d.]. Disponível em: <https://www.portaldaenfermagem.com.br/downloads/protocolo_acolhimento_classificacao_risco.pdf>. Acesso em: 16 set. 2020.

Ressaltamos que o protocolo de Manchester deve ser aplicado por profissionais habilitados.

Como já destacamos, o tempo é determinante em situações de primeiros socorros. Aliás, utiliza-se comumente a expressão "hora de ouro", que "descreve os primeiros 60 minutos após o paciente sofrer lesão" (Forrester et al., 2019). A impossibilidade da prestação de primeiros socorros imediatamente após o acidente ou quadros clínicos específicos, o atraso na transferência dos pacientes do local para o hospital, a falta de acesso ao tratamento definitivo adequado, entre outros fatores, podem levar a lesões secundárias e complicações do quadro da vítima. Portanto, o conhecimento de primeiros socorros é imprescindível, tanto para a prevenção de acidentes quanto para a tomada de decisões até a chegada da equipe especializada.

1.2 Aspectos legais e éticos: direitos e deveres

Acidentes acontecem todos os dias em diversos lugares e, por mais que algumas pessoas sintam dificuldade em agir diante de uma situação como essa, às vezes pode ser a única opção para a vítima. Assim, quem está presenciando o acidente, mesmo que não consiga realizar um atendimento rápido, deve ficar atento aos detalhes que envolvem a vítima e o ambiente, pois, ao ligar para o Samu, estará apto a partilhar os pormenores e a orientar melhor os profissionais quanto ao ocorrido. Nesse sentido, a pessoa deve fazer uma análise detalhada da cena, sempre se colocando em segurança ao prestar esse auxílio, visto que não é recomendado adotar iniciativas para as quais ainda não se está preparado. Em muitos casos, uma simples ligação pode fazer toda a diferença, devendo-se considerar também que, conforme previsto em lei, a recusa de assistência é passível de condenação. De acordo com o art. 135 do Código Penal, instituído pelo Decreto-Lei n. 2.848, de 7 de dezembro de 1940,

> Art. 135 – *Deixar de prestar assistência, quando possível fazê-lo sem risco pessoal, à criança abandonada ou extraviada, ou à pessoa inválida ou ferida, ao desamparo ou em grave e iminente perigo; ou não pedir, nesses casos, o socorro da autoridade pública:*
>
> Pena – *detenção, de um a seis meses, ou multa.*
>
> Parágrafo único – *A pena é aumentada de metade, se da omissão resulta lesão corporal de natureza grave, e triplicada, se resulta a morte.* (Brasil, 1940)

Chamam atenção os casos em que o indivíduo opta por não prestar socorro, quando poderia ter feito algo pela pessoa acidentada, pois, por falta de assistência, a condição da vítima pode se agravar sobremaneira. Assim, ao incrementar um risco, quem se recusou a oferecer auxílio responde por esse ato. Desse modo, pessoas impossibilitadas e/ou feridas que precisem de ajuda estão protegidas pela lei. Cabe destacar que o sujeito, mesmo não estando preparado para prestar os primeiros socorros, sempre tem a opção de ligar para o resgate e obter orientações por ligação até que a equipe chegue ao local.

Considerando-se os direitos e as garantias fundamentais, o art. 5º da Constituição Federal de 1988 estabelece que "Todos são iguais perante a lei, sem distinção de qualquer natureza, garantindo-se aos brasileiros e aos estrangeiros residentes no País a inviolabilidade do direito à vida, à liberdade, à igualdade, à segurança e à propriedade" (Brasil, 1988). Observe que, quanto ao direito à vida, o conhecimento para a prestação de primeiros socorros pode ser a diferença para evitar agravos nos casos de vítimas de acidentes, por exemplo.

Ainda com relação à Constituição, o art. 196 determina que "a saúde é direito de todos e dever do Estado, garantido mediante políticas sociais e econômicas que visem à redução do risco de doença e de outros agravos e ao acesso universal e igualitário às ações e serviços para sua promoção, proteção e recuperação" (Brasil, 1988). Tendo em vista essa premissa, a prevenção deve compor o planejamento das atividades, em especial dos professores e profissionais de educação física. Isso diz respeito ao planejamento das atividades adequadas para cada faixa etária, conforme as condições específicas de saúde. Ainda, deve-se considerar os cuidados em relação à organização e manutenção dos ambientes e dos materiais disponíveis. Porém, caso ocorra a necessidade de prestação dos primeiros socorros, mesmo com todas as precauções, é importante assegurar que o atendimento adequado propicie a melhor recuperação possível. De acordo com o art. 4º do Código de Ética dos Profissionais de Educação Física, aprovado pela Resolução n. 307, de 9 de novembro de 2015, do Conselho Federal de Educação Física (Confef),

Art. 4º O exercício profissional em Educação Física pautar-se-á pelos seguintes princípios:
I – o respeito à vida, à dignidade, à integridade e aos direitos do indivíduo;
[...]
IV – o respeito à ética nas diversas atividades profissionais;
[...]
VII – a prestação, sempre, do melhor serviço a um número cada vez maior de pessoas, com competência, responsabilidade e honestidade. (Confef, 2015)

Observe que o respeito à vida e à ética fazem parte de uma educação baseada em responsabilidade, não só na prestação de socorros, mas principalmente na reflexão sobre possibilidades de prevenção. Ainda com relação ao referido Código de Ética, o art. 6º, inciso III, estabelece que é responsabilidade e dever do profissional de educação física "assegurar a seus beneficiários um serviço profissional seguro, competente e atualizado, prestado com o máximo de seu conhecimento, habilidade e experiência" (Confef, 2015). Nesse sentido, o planejamento de atividades adequadas ao grupo de alunos em questão e às condições materiais e físicas (ambientes) disponíveis pode contribuir para evitar uma série de incidentes. Contudo, caso ocorram, esses indivíduos estão sob a responsabilidade do professor, que deve continuar, mesmo em situações críticas, cuidando para que outros acidentes não aconteçam concomitantemente.

Como apontam estudos de Siqueira (2011) e Souza e Tibeau (2008), embora seja imprescindível aos professores de educação física o conhecimento de primeiros socorros, os profissionais consultados confirmam que esse foi um conteúdo com o qual tiveram contato na graduação, mas que consideram insuficiente em face das necessidades básicas para a realização efetiva de socorros de urgência. No entanto, mesmo reconhecendo essa deficiência, apenas 60% deles relataram ter feito algum tipo de curso sobre primeiros socorros depois de formados (Souza; Tibeau,

2008). Esses resultados chamam atenção, pois, ainda que os profissionais formados julguem relevante o tema e reconheçam a carência de aprofundamento durante a graduação, um grande número não busca formação complementar para suprir a falta de conhecimento. Por outro lado, nem sempre os locais de trabalho oferecem cursos de primeiros socorros para os professores e profissionais de educação física e, quando o fazem, isso não ocorre de forma contínua. Vale ressaltar que o art. 6º, inciso VIII, do Código de Ética dos Profissionais de Educação Física, preconiza que é responsabilidade do profissional "manter-se informado sobre pesquisas e descobertas técnicas, científicas e culturais com o objetivo de prestar melhores serviços e contribuir para o desenvolvimento da profissão" (Confef, 2015).

De maneira geral, sabemos que riscos existem em qualquer área de atuação. O ambiente escolar, em especial, concentra um grande número de crianças e jovens, em uma dinâmica que mistura uma série de atividades e, caso não exista um bom planejamento tanto das propostas de atividades quanto de materiais a serem utilizados, bem como controle por parte dos profissionais, o risco de incidentes e acidentes aumenta. O Estatuto da Criança e do Adolescente, instituído pela Lei n. 8.069, de 13 de julho de 1990, em seu art. 4º determina que

> Art. 4º É dever da família, da comunidade, da sociedade em geral e do poder público assegurar, com absoluta prioridade, a efetivação dos direitos referentes à vida, à saúde, à alimentação, à educação, ao esporte, ao lazer, à profissionalização, à cultura, à dignidade, ao respeito, à liberdade e à convivência familiar e comunitária.
>
> Parágrafo único. A garantia de prioridade compreende:
> a) primazia de receber proteção e socorro em quaisquer circunstâncias.
> (Brasil, 1990)

Portanto, além da importância de um planejamento com foco na prevenção, cabe aos professores a responsabilidade em relação aos primeiros socorros em caso de acidentes ou mal-estar (ou agravo clínico) até a chegada da equipe especializada. É por isso que a Lei n. 13.722, de 4 de outubro de 2018, conhecida como *Lei Lucas*, "Torna obrigatória a capacitação em noções básicas de primeiros socorros de professores e funcionários de estabelecimentos de ensino públicos e privados de educação básica e de estabelecimentos de recreação infantil" (Brasil, 2018). O parágrafo primeiro da Lei Lucas determina que o curso de primeiros socorros deve ser ofertado anualmente. O cumprimento dessa lei propicia que os profissionais estejam mais bem informados, cientes das normas atualizadas, de tal forma que isso se reflita na maneira de planejar as atividades, bem como cuidar dos ambientes e materiais utilizados.

Independentemente da faixa etária com que o professor ou profissional de educação física trabalhe ou da finalidade da atividade proposta, quanto mais elaborada ela for, respeitando as características dos alunos e as condições dos materiais e do ambiente, menor o risco de acidentes. Atitudes e reflexões para a prevenção de acidentes devem ser uma constante na vida dos professores e profissionais da área de educação física. Contudo, não esqueçamos que as orientações acerca das práticas preventivas e da prestação de primeiros socorros também são úteis aos alunos, visto que um ambiente no qual todos tenham condições de refletir sobre práticas mais seguras está diretamente relacionado com o acesso a essas informações. Dessa forma, é preciso manter ativas as discussões entre os professores, os funcionários e os alunos sobre a importância do conhecimento e do treinamento referentes aos socorros de urgência, bem como explicitar as leis que regulam os respectivos direitos e deveres, dotando os sujeitos de responsabilidades.

1.3 Epidemiologia dos acidentes no ambiente escolar

Acidentes podem ser definidos como eventos não intencionais em que um agente externo causa danos físicos, materiais e/ou psicológicos a um indivíduo. A energia que impulsiona tais eventos pode ser mecânica (quedas, colisões), térmica (queimaduras), elétrica (choque elétrico) ou química (acidentes nucleares). Conhecer os mecanismos de riscos possibilita que sejam tomadas ações mais efetivas na prevenção de acidentes, incluindo os que têm maior incidência nos ambientes de prática de educação física, como escolas, academias, clubes, ambientes naturais e outros.

No Brasil, o número de acidentes ainda é alto, configurando-se como um problema de saúde pública. Filócomo et al. (2017, p. 288) afirmam que, "Segundo dados preliminares do Sistema de Informação sobre Mortalidade (SIM), em 2013, ocorreram 75.685 mortes na faixa etária de zero a 19 anos, sendo 21.859 (28,88%) devido às causas externas". Os autores mostram que, conforme a idade, existe uma predominância no tipo de risco/acidente, revelando, mediante a observação de dados, que

> os casos de queimaduras (50,0%), intoxicação (66,7%), ingestão ou introdução de corpo estranho (55,3%) e em outros acidentes (62,9%) ocorreram predominantemente na faixa etária de 1 a 4 anos. Enquanto a queda (27,4%), choque físico (44,4%), mordedura (38,4%) e picada de animais (50,0%) foram em crianças de 5 a 9 anos. (Filócomo et al., 2017, p. 289)

Os mesmos pesquisadores identificaram que, com relação ao segmento corporal acometido, entre as crianças menores de 4 anos a maioria teve o segmento cefálico atingido, enquanto na faixa etária de 5 a 13 anos os membros superiores e inferiores foram os mais acometidos.

Os acidentes e os incidentes[1] também acontecem durante as aulas de Educação Física, mesmo que os alunos estejam dentro de uma escola e cercados por profissionais[2]. Dessa forma, a discussão e o treinamento sobre o tema por parte de todos os profissionais que trabalham na escola, incluindo os alunos, poderiam minimizar o número de acidentes. Fonseca (2008, citado por Almondes; Both, 2016), posiciona-se da seguinte maneira:

> Sabe-se que a escola deveria oferecer a todos que nela transitam um ambiente seguro, procurando reduzir ao máximo os riscos de acidentes. Entretanto, diante dos mais variados problemas estruturais com os quais nos deparamos cotidianamente no ambiente escolar, entre os quais pisos escorregadios, quadras ásperas, esburacadas, rampas inadequadas, falta de acessibilidade, entre outros, ficam claros os perigos a que tanto alunos, como professores e funcionários, estão expostos, tornando assim, imprescindível a abordagem de conteúdos voltados aos primeiros socorros.

Contudo, e infelizmente, quando o assunto é prevenção, a importância dada ainda é pouca. Até mesmo alguns profissionais que trabalham no ambiente escolar "possuem pouco ou nenhum conhecimento técnico sobre o assunto, apesar de reconhecerem a necessidade de tê-lo" (Fonseca, 2008, citado por Almondes; Both, 2016). Cabe observar, ainda, que acidentes não acontecem somente dentro do ambiente escolar, mas também no trajeto de ida e volta para a escola. Oliveira, Pereira e Carrijo (2019) apontam, de acordo com os dados da Organização Pan-Americana da Saúde, em relatório intitulado "Ruas pela vida: jornadas seguras e saudáveis para crianças da América Latina e do Caribe", que quase 20 mil crianças perdem a vida por causa do trânsito, o que acontece em decorrência da falta de segurança das crianças no percurso casa-escola e escola-casa.

---

[1] Incidentes são situações não planejadas que podem alterar determinada organização previamente estabelecida.

[2] A partir deste ponto, esse será nosso centro de atenção, embora saibamos que eventos acidentais podem ocorrer em todos os lugares e com qualquer pessoa. Na escola, por exemplo, o risco de acidentes também acomete professores e funcionários.

Com relação à segurança no trajeto, é importante desenvolver ações de conscientização para o uso de equipamentos de proteção individual (EPIs), como capacete, caso o transporte seja de bicicleta, e para a promoção do respeito irrestrito às leis de trânsito, como atravessar na faixa de pedestres. Todas as formas de conscientização, embora as ações não estejam no pleno domínio da escola, podem contribuir para a prevenção de uma série de acidentes nesse trajeto para a/da escola. Por vezes, a utilização de cartazes ilustrativos (Figura 1.3) que informem sobre a importância de estar atento nesse caminho é uma saída para professores e gestores escolares.

Figura 1.3 Crianças praticando esportes com EPIs

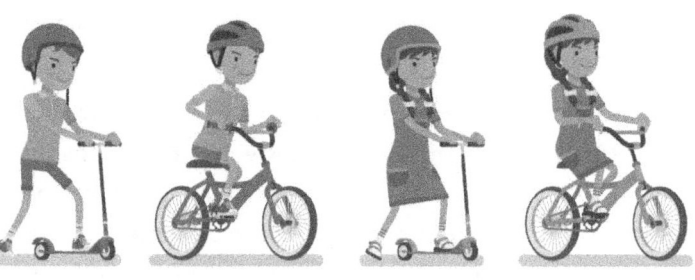

Andrew Rybalko/Shutterstock

Com relação a crianças menores, de até 2 anos, os cuidados e a atenção devem redobrados, pois a curiosidade e a falta de conhecimento do risco podem levar a quedas sérias, ocasionando traumatismos cranianos, ou ainda a queimaduras, intoxicações etc. Segundo Cabral e Oliveira (2017), os acidentes em ambiente escolar têm ocorrido com maior frequência em creches e pré-escolas, com crianças na faixa etária de 0 a 6 anos. À medida que a criança cresce, há maior incidência de atropelamentos e acidentes com bicicletas. Os adolescentes, por sua vez, são acometidos por lesões e fraturas em virtude de práticas esportivas, sobretudo aquelas consideradas radicais; algumas, vale dizer, já são adotadas em ambientes escolares, como *skate* e bicicleta.

Em especial, é preciso considerar o espaço da escola em relação às atividades que envolvam velocidade, força ou algum tipo de material que possa aumentar o fator de risco, tendo em vista que é um ambiente onde existe movimentação constante de alunos e profissionais, com concentração em determinados momentos, como nos períodos de entrada e saída de alunos e nos intervalos. Pesquisadores brasileiros, como Souza e Tibeau (2008), buscaram verificar as principais causas de acidentes durante as aulas de Educação Física e os procedimentos adotados pelos profissionais envolvidos (professores e profissionais da educação em geral). Ainda, investigaram se os professores tinham recebido treinamento para prestar os primeiros socorros. Os resultados mostram que a falta de segurança, tanto nas quadras quanto em atividades realizadas em sala de aula, é a causa principal de acidentes nas aulas de Educação Física, isso em decorrência do constante contato físico entre os alunos. Em levantamento realizado por Santos e Santos (2011), constatou-se que as contusões apresentavam maior incidência em virtude das atividades recreativas e competitivas que costumavam acontecer nas aulas de Educação Física, isso associado ao tipo de piso irregular nos ambientes onde as atividades aconteciam.

Em estudo empírico, Liberal et al. (2005) apontaram que 52,8% dos alunos que buscaram ajuda na enfermaria tinham sofrido algum tipo de trauma em atividades esportivas e 12,7% durante as atividades de recreação. De acordo com os alunos, as causas principais desses acidentes foram:

> descuido pessoal (26%), falta de jeito, inabilidade (17,5%), não percepção do risco (13,8%), cansaço (9,5%), estresse (8,6%) e desrespeito às instruções do professor (6%). As lesões foram: contusões (50,7%), ferimentos (18,7%), tendinite (11,7%), distensão (9,2%), outras (7,3%). Desses, 11,4% se afastaram da escola por algum período, 16,3% foram dispensados das atividades esportivas e 2,7% precisaram ser hospitalizados. (Liberal et al., 2005, p. S156)

Mais uma vez, é importante reforçar a necessidade de o professor desenvolver atividades que promovam a reflexão sobre a prevenção de acidentes; além disso, caso eles ocorram, o docente deve estar preparado para prestar os primeiros socorros e/ou chamar o serviço de urgência e emergência mais adequado para cada caso e seguir as orientações dadas pelo profissional especializado. Souza e Tibeau (2008) mostraram, com base em resultados de uma pesquisa realizada com 25 professores, que as principais causas de acidentes durante as aulas de Educação Física foram as más condições das quadras se comparadas à atividade proposta. Assim, a ênfase em uma boa orientação para o planejamento das atividades bem como uma melhor conservação das quadras poderiam reduzir o número de acidentes.

Diversos fatores contribuem para a incidência de acidentes durante as aulas que envolvem exercício físico, porém, conforme Essers et al. (2019, p. 271, tradução nossa), "mais de 90% dos acidentes não estão relacionados a nenhuma deficiência técnica ou de construção. A maioria é reconhecida como erros cometidos por professores e/ou alunos". Assim, para a elaboração e execução de um bom planejamento que envolva atividades físicas, convém considerar a experiência do professor, o ambiente, a hora do dia em que o exercício será feito, a orientação prévia dada aos alunos, entre outros fatores que podem ser relevantes a depender de cada contexto. Segundo os autores, "aproximadamente 72% a 98% de todos os acidentes esportivos nas escolas ocorrem no local onde a maioria das aulas de Educação Física é realizada" (Essers et al., 2019, p. 273, tradução nossa). Dessa forma, existe uma grande probabilidade de o professor ser o primeiro a perceber uma situação que requeira a aplicação dos primeiros socorros. A informação, a orientação e o treinamento dos professores e dos alunos podem contribuir para minimizar a gravidade e o número de acidentes dentro e fora da escola, principalmente se esse tema for debatido de maneira constante.

Logo, considerando-se que uma parte dos acidentes na escola pode ocorrer durante a aula de Educação Física, tanto pela característica das atividades quanto pelas condições do ambiente (pisos irregulares, escorregadios, materiais insuficientes ou inadequados), é imprescindível que os profissionais envolvidos tenham um bom conhecimento das propostas sugeridas, além de experiência prática em aplicar as medidas de primeiros socorros até a chegada da equipe especializada, caso seja necessário. Assim, professores e demais profissionais que atuem nas escolas devem ficar atentos a cada atividade realizada, seja dentro do espaço escolar, seja fora dele, como no caso de passeios em parques, teatros, entre outros eventos culturais promovidos pela escola.

A ocorrência de um acidente na escola ou durante alguma atividade promovida por ela gera uma série de riscos, sobretudo quando não houve suficiente planejamento para a prevenção e/ou quando o professor não tem conhecimento de como prestar o socorro. Nas palavras de Cabral e Oliveira (2017, p. 3),

> *Diante de uma situação de acidente na escola, o professor passa pelo estresse de ser ele o responsável pela criança naquele momento, tendo que prestar o primeiro atendimento e encaminhá-la quando necessário, ao serviço médico. O estresse é ainda maior quando o professor não possui noções básicas sobre primeiros socorros, podendo acarretar sérias complicações.*

Tendo em vista tais riscos, junto vem a necessidade de preparo de uma equipe que esteja apta a atender alunos de diferentes idades, principalmente com ações voltadas ao treinamento de todos os profissionais envolvidos, tanto no aspecto da prevenção quanto no atendimento à vítima até a chegada do serviço específico. Vale lembrar uma vez mais a Lei Lucas, a qual obriga professores e funcionários que trabalham em escolas a passarem por capacitação, ofertada anualmente, para um atendimento básico de primeiros socorros.

1.4 Epidemiologia dos acidentes durante a prática de exercício físico em espaços abertos e fechados

A prática de exercícios pode ocorrer em espaços abertos (áreas externas) e/ou fechados (áreas internas). Como áreas externas, consideram-se os lagos, os rios, as praias, as ciclovias etc. e, como áreas internas, as salas de ginástica e de musculação, os ginásios etc.

O aumento da prática de exercícios e a busca por melhores resultados pessoais ou em competições podem gerar um maior risco de acidentes, sendo que alguns absorvem o risco de lesões. A lesão, na área da saúde, é entendida como um dano ao tecido de um órgão ou, ainda, ferida, contusão, inflamação, tumor etc. As lesões desportivas podem ser resultado de:

- exercícios realizados de maneira inadequada;
- excesso de sobrecarga em estruturas osteomioarticulares (fratura por estresse, por exemplo);
- tempo insuficiente de recuperação;
- estresse emocional;
- fadiga muscular;
- postura inadequada;
- equipamento inadequado ou em mau estado de conservação.

Embora sejam diversas as causas de lesão, nem sempre é necessário acionar o serviço de primeiros socorros, pois, como vimos, deve-se chamar o resgate apenas em situações que se caracterizem como urgência ou emergência médica. A seguir, apresentamos dois exemplos contrastantes para esclarecer melhor em quais contextos o serviço especializado em atendimento de primeiros socorros deve ser chamado:

- Se o aluno refere dor no punho durante ou após a realização do exercício, é necessário avaliar as atividades que ele faz durante o dia e verificar se as está realizando de forma adequada; caso a dor persista mesmo após as devidas orientações, o aluno deverá procurar um médico. Não há, portanto, necessidade de ligar para o Samu ou o corpo de bombeiros.

- Se o equipamento quebra durante a utilização, cai em cima da coxa do aluno e provoca muita dor, apontando para um risco de uma fratura, é preciso prestar os primeiros socorros (incluindo a ligação para o serviço especializado) e auxiliá-lo até a chegada da equipe especializada, nesse caso, a equipe do corpo de bombeiros.

Cabe diferenciar acidentes de incidentes[3]. Sousa e Cipriani (2017) realizaram um estudo para averiguar o número desses eventos em uma academia de musculação. Consideraram como incidentes "as ocorrências indesejadas que, embora não tenham resultado em danos à integridade física das pessoas envolvidas, tinham potencial para causar tais agravos" e como acidentes "as ocorrências não planejadas que resultaram em dano à integridade física das pessoas envolvidas" (Souza; Cipriani, 2017, p. 1582). Os autores registraram 57 incidentes e apenas um acidente. Os incidentes observados estavam atrelados sobretudo a tropeços, tanto pela falta de espaço para a circulação quanto pela organização dos equipamentos e pela manutenção do piso (sobreposição de carpetes, por exemplo). Também ocorreram incidentes quando os usuários saíram da esteira ainda ligada; aqui vale lembrar a importância da orientação sobre como utilizar de forma correta os equipamentos; nesse caso, em especial, deve-se orientar o usuário sobre a necessidade de nunca subir ou sair da esteira em movimento.

---

[3] O foco deste livro são os acidentes e não os incidentes, conforme a distinção apresentada.

Outro incidente observado foi o de "prensar os dedos ao devolver halteres para os suportes. Foram registradas seis ocorrências desse evento, que poderiam ser evitadas pelo manuseio correto dos alteres (com as duas mãos) e pela modificação do tipo de suporte por um modelo mais seguro, forrado com PVC macio ou EVA" (Sousa; Cipriani, 2017, p. 1583). Por fim, o único acidente observado foi um corte no dedo no suporte de manilhas, que poderia ter sido igualmente evitado com o revestimento do material com borracha ou EVA, além de maior cuidado por parte do usuário. Nesse sentido, os incidentes e os acidentes observados nesse estudo evidenciam a importância do cuidado e da organização no que se refere ao espaço e aos equipamentos, além da necessidade de educar os alunos para a utilização segura desses locais e materiais. Essas observações valem para todas as atividades realizadas em ambientes fechados, considerando-se que cada uma deve ser avaliada de acordo com suas especificidades.

Por outro lado, quando se trata de ambientes abertos, existem outros cuidados a serem observados. Paixão e Silva (2017) investigaram a concepção de instrutores de esportes de aventura acerca do risco. Segundo os autores, "O envolvimento do praticante com o meio natural se configura como condição fundamental na efetivação de vivências e sensações que ele busca na prática de esporte de aventura" (Paixão; Silva, 2017, p. 2), mas, ainda assim, a segurança deve sobrepujar a preocupação com a escolha de locais e equipamentos e também no momento de preparação.

Os esportes praticados na natureza são caracterizados "por seu risco e imprevisibilidade do meio ambiente" (Mata; Carvalhinho, 2020, p. 1, tradução nossa). O conceito de risco é variável, de acordo com o ambiente ao qual está associado e a perspectiva do indivíduo (Aven, 2012). Portanto, um ponto fundamental para atividades que envolvam ambientes naturais é conversar com pessoas que conheçam bem a região. Dessa forma, é possível evitar incidentes e acidentes em virtude de características específicas daquele ambiente. Enfrentar regiões desconhecidas sem os devidos cuidados aumenta o risco de acidentes. Como Paixão e Silva (2017, p. 8) concluem,

> A análise do risco, na concepção de instrutores de modalidades de esporte de aventura vinculadas ao rapel como parte integrante de modalidades terrestres como montanhismo, escalada, canyoning e espeleologia, mostrou que a concepção do risco é elemento inerente a tais modalidades. Para controlar e minimizar o risco, esses sujeitos apontam alguns procedimentos como o cuidado com o estado dos equipamentos e o domínio da técnica do rapel. Esse último é considerado pelos praticantes como essencial para se evitar acidentes no momento da prática de alguma modalidade que utiliza o rapel.

Desse modo, o praticante de esporte de aventura deve: (a) utilizar equipamentos com tecnologia específica para a sua necessidade; (b) ter conhecimento sobre o ambiente natural escolhido; e (c) ter capacidade de decisão e ação em caso de imprevistos. Ainda, é necessário adotar uma postura atenciosa, prudente e sempre respeitar os indícios da natureza. Logo,

> é desejável e aconselhável que as entidades, confederações e federações sistematizem e padronizem as normas de formação e atuação do instrutor de esporte de aventura no país. Somado as informações técnicas, relacionadas à segurança e sobrevivência, é necessário também que, na fase de cursos técnicos e condução de praticantes iniciantes, sejam intensificados temas relacionados à preservação do meio natural. Certamente, tais esforços podem complementar a conduta dos praticantes, intensificando as sensações advindas pela aventura e a ousadia de se colocar suspenso em grandes altitudes, ao mesmo tempo que prevendo, controlando e/ou minimizando o risco para si e para outras pessoas. (Paixão; Silva, 2017, p. 9)

Durante a realização de atividades ao ar livre, existe o risco de haver queimaduras leves por causa da exposição durante horas ao sol e alguns arranhões, sendo possível também a ocorrência de acidentes como torções e crises alérgicas (Cavasini; Breyer; Petersen, 2016). Podem ocorrer, ainda, quedas, acidentes com animais e afogamentos, sendo que o tipo de risco varia conforme o ambiente e o comportamento das pessoas que realizam a atividade. Antes, porém, de aceitar ou oferecer esse tipo risco, é preciso se perguntar: O professor/instrutor tem conhecimento e/ou experiência com a atividade? Os alunos têm conhecimento e/ou experiência em praticar esse tipo de exercício? Tanto o professor/instrutor quanto os alunos sabem o que fazer para evitar riscos? O risco, o desafio, acaba sendo um estímulo para as pessoas que buscam as atividades de aventura, mas com ele vem a necessidade de prestar atenção às questões de segurança. A prevenção é possível dependendo do conhecimento e da prática dos participantes, podendo contribuir para a redução dos acidentes.

1.5 Mecanismos de trauma e avaliação inicial da vítima

Conforme mencionado anteriormente, antes de tomar qualquer decisão, deve-se fazer uma análise da cena em que o acidente ocorreu. Para tanto, e conforme as especificidades da situação, é preciso observar o local onde a vítima foi encontrada; em alguns casos, pode haver risco de agravo para a vítima e riscos para o próprio socorrista, como em situações de desabamento, explosão, foco de incêndio, atropelamento, intoxicação, eletrocussão, entre outras. Em seguida, depois dessa observação mais geral, é necessário avaliar o estado da vítima. Inicialmente, faz-se uma avaliação primária e mais rápida, na qual se observa a responsividade da pessoa acidentada com perguntas simples, como: Qual é seu nome? De onde vem? Para onde vai? Dependendo de como a vítima responder, é possível avaliar as condições respiratórias, circulatórias e neurológicas, tudo de forma rápida. Na sequência, procede-se a um exame secundário e mais detalhado (Manual..., 2016). Vejamos como se caracterizam essas etapas de avaliação de maneira pormenorizada.

1.5.1 Avaliação primária

Além de verificar se há responsividade imediata por parte da vítima, de início é preciso examinar se existe algum corpo estranho obstruindo as vias aéreas. Cabe lembrar que, para o ar entrar e sair, movimentos de inspiração e expiração (Figura 1.4), as vias aéreas devem estar livres. O oxigênio é essencial para a nossa vida, sem ele as células do corpo morrem, visto que as células do cérebro, nosso centro de comando e controle, sobrevivem apenas alguns minutos sem oxigênio. Por isso, é vital manter a respiração e a circulação para sustentar a vida (Tortora; Derrickson, 2016).

Figura 1.4 Vias aéreas

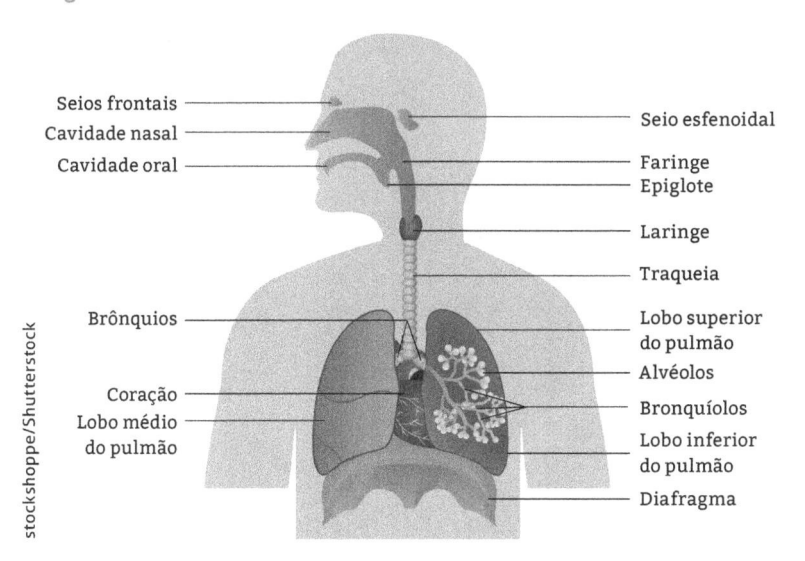

O sistema respiratório é constituído por nariz, faringe (garganta), laringe, traqueia, brônquios e pulmões. Cada parte pode ser classificada de acordo com sua estrutura ou função (Tortora;

Derrickson, 2016). Estruturalmente, o sistema respiratório pode ser dividido em duas partes: o sistema respiratório superior, que inclui o nariz, a cavidade nasal, a faringe e as estruturas associadas, e o sistema respiratório inferior, que contém a laringe, a traqueia, os brônquios e os pulmões.

Com relação à função, o sistema respiratório pode ser dividido em duas partes: via condutora e via respiratória. A via condutora, responsável pela entrada do oxigênio (O_2) e pela saída do gás carbônico (CO_2), corresponde ao nariz, à cavidade nasal, à faringe, à laringe, à traqueia, aos brônquios, aos bronquíolos e aos bronquíolos terminais, cuja função é filtrar, aquecer e umidificar o ar, conduzindo-o para os pulmões, de onde sai em direção a outros órgãos. A via respiratória, por sua vez, é o meio pelo qual ocorre a troca gasosa e inclui os bronquíolos, os ductos alveolares, os sacos alveolares e os alvéolos, sendo estes os principais locais de troca gasosa entre ar e sangue (Tortora; Derrickson, 2016).

Figura 1.5 Troca gasosa entre ar e sangue

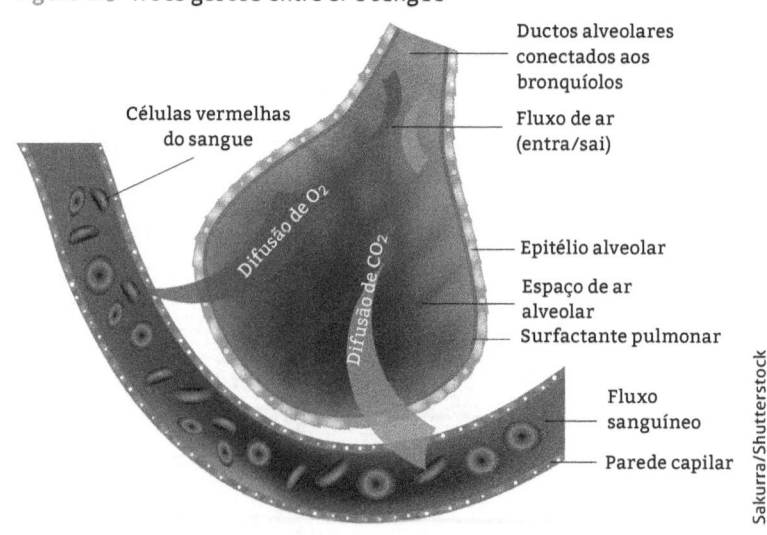

Ductos alveolares conectados aos bronquíolos
Células vermelhas do sangue
Fluxo de ar (entra/sai)
Difusão de O_2
Difusão de CO_2
Epitélio alveolar
Espaço de ar alveolar
Surfactante pulmonar
Fluxo sanguíneo
Parede capilar

Sakurra/Shutterstock

Conhecendo as estruturas envolvidas e a importância da troca gasosa para a manutenção da vida, fica mais fácil compreender o porquê das observações e ações iniciais em primeiros socorros. O sistema respiratório é responsável pela entrada de O_2 em nosso organismo e pela eliminação de CO_2 produzido pelas células do corpo. Além disso, segundo Tortora e Derrickson (2016), ele regula o potencial hidrogeniônico (pH) do sangue, permite a distinção entre os odores através do olfato (juntamente com o sistema nervoso), ajuda a filtrar o ar inspirado, possibilita a produção de sons vocais (fonação) e auxilia na excreção de pequenas quantidades de água e calor. Contudo, se algo estiver obstruindo as vias respiratórias, todo esse processo fica comprometido. Dependendo do tipo de objeto e do local onde ele se encontra, é possível provocar a desobstrução com manobras específicas e evitar o agravo da situação.

Portanto, podemos perceber o impacto no organismo que a redução abrupta ou a obstrução das vias aéreas causa. Observe, no Quadro 1.2, as etapas básicas do processo de troca gasosa no corpo humano.

Quadro 1.2 Etapas básicas do processo de troca gasosa no corpo humano

Etapas		
Primeira	**Segunda**	**Terceira**
A respiração, que consiste na inalação (entrada) e exalação (saída) de ar, envolve a troca de ar entre a atmosfera e os alvéolos dos pulmões. Esses movimentos são conhecidos como *inspiração* e *expiração*.	Ocorre a troca de gases entre os alvéolos dos pulmões e o sangue dos capilares pulmonares. Nesse processo, o sangue capilar pulmonar recebe O_2 e elimina CO_2.	Acontece a troca de gases entre o sangue em capilares sistêmicos e células teciduais. Nesta etapa, o sangue perde O_2 e ganha CO_2. Dentro das células, as reações metabólicas que consomem O_2 e emitem CO_2, durante a produção de ATP, são denominadas *respiração celular*.

Fonte: Elaborado com base em Tortora; Derrickson, 2016.

Na ventilação pulmonar, o ar flui entre a atmosfera e os alvéolos dos pulmões em razão de diferenças alternadas de pressão ocasionadas pela contração e relaxamento dos músculos respiratórios. A taxa de fluxo de ar e a quantidade de esforço necessária para a respiração também são influenciadas pela tensão superficial alveolar dos pulmões e pela resistência das vias aéreas (Tortora; Derrickson, 2016). Em casos mais graves de obstrução, a equipe especializada pode optar por realizar uma cricotireoidostomia, conhecida popularmente como *traqueostomia de emergência*, a fim de restabelecer o fluxo de ar nos casos em que a obstrução estiver acima do nível da laringe, conforme mostra a Figura 1.6.

Figura 1.6 Cricotireoidostomia

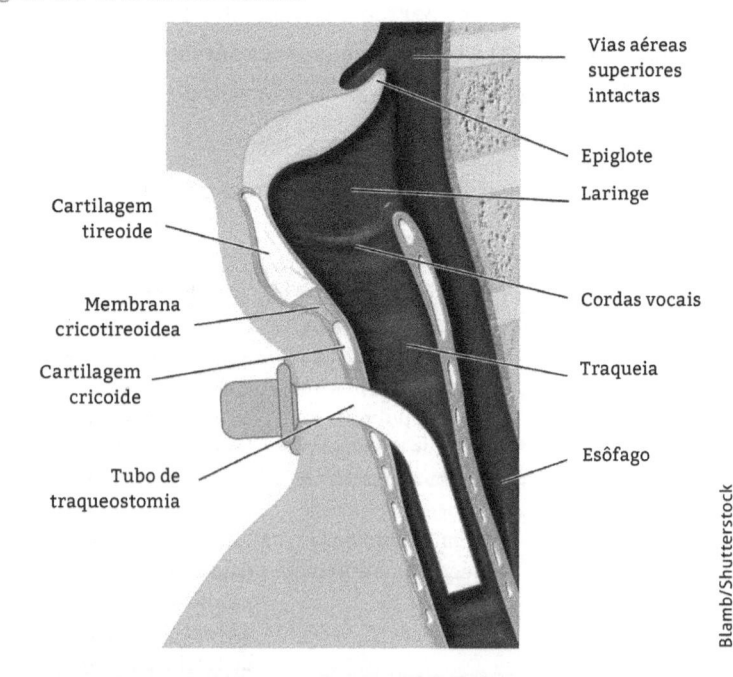

Cartilagem tireoide
Membrana cricotireoidea
Cartilagem cricoide
Tubo de traqueostomia

Vias aéreas superiores intactas
Epiglote
Laringe
Cordas vocais
Traqueia
Esôfago

Blamb/Shutterstock

Nesse procedimento, os anéis de cartilagem que suportam a traqueia podem ser acidentalmente esmagados; nessa hipótese, a membrana da mucosa ficaria edemaciada, obstruindo a via e provocando excesso de muco, o que pode gerar um tumor na via aérea. Na cricotireoidostomia, realiza-se uma incisão na pele seguida por uma curta incisão na traqueia, abaixo da cartilagem cricoide. O tubo é então inserido para criar uma passagem aérea de emergência (Tortora; Derrickson, 2016). Vale ressaltar que esse procedimento é complexo e deve ser realizado somente por pessoas devidamente treinadas. Na sequência, vejamos cada procedimento que envolve a avaliação primária.

Procedimentos de avaliação primária

Antes de abordarmos em detalhes os procedimentos que estão previstos em uma avaliação primária da vítima e a forma como podem ser realizados, cabe destacar que o *Manual operacional de bombeiros* (2016) foi o documento que nos serviu de fonte de consulta. Por isso, optamos por adotar a mesma metodologia, de fácil compreensão e memorização por apresentar os processos de avaliação em uma sequência alfabética: ABCDE (acrônimo derivado do inglês, conforme veremos).

- **A (*Airways*/vias aéreas): Desobstrução de vias aéreas com controle de coluna cervical**

Primeiramente, deve-se inspecionar a boca e observar se não existe nenhuma obstrução provocada por pedaços de alimentos, pequenos objetos, sangue etc. Se for identificado que há algo obstruindo, deve-se retirar o corpo estranho com os dedos, tarefa para a qual é recomendada a utilização de luvas. No caso de obstrução por líquidos ou secreções, a equipe especializada deve recorrer à aspiração. Na sequência, são realizados o controle de coluna cervical e a liberação de vias aéreas. Se a vítima responder, é porque as vias aéreas estão liberadas. Se não responder, devem ser feitas manobras de liberação, entre as quais, caso não haja trauma, pode-se aplicar a técnica de hiperextensão da coluna cervical (Figura 1.7), a fim de facilitar a entrada de ar.

Figura 1.7 Manobra para extensão de pescoço

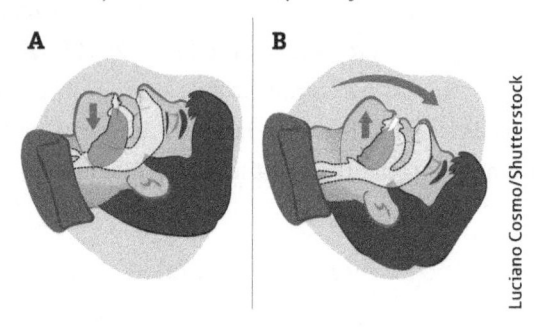

Caso haja suspeita de trauma na região cervical, podem ser feitas manobras de elevação da mandíbula. Para isso, deve-se ficar em posição ajoelhada próximo à cabeça da vítima e posicionar os dedos nos arcos da mandíbula e as mãos ao lado da face, possibilitando que a mandíbula seja movimentada para a frente (Figura 1.8). Note que a extensão do pescoço pode ser levada para trás, mas a mandíbula é tracionada para a frente, o que provoca uma abertura labial.

Figura 1.8 Manobra para elevação da mandíbula

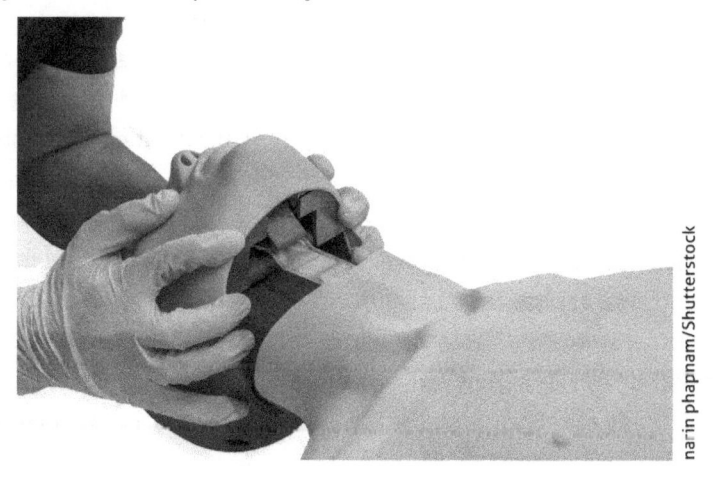

Outra possibilidade nos casos de obstrução de vias aéreas é a manobra de Heimlich (Figura 1.9). Para realizá-la, é preciso estar posicionado atrás da vítima, com os pés afastados na largura do ombro, um em frente do outro, para propiciar maior estabilidade na execução da manobra. Depois, deve-se "abraçar" a vítima abaixo das costelas, com uma das mãos fechadas e a outra por cima. As mãos devem estar entre o apêndice xifoide e a cicatriz umbilical. É preciso puxar com força, no sentido anteroposterior e de baixo para cima.

Figura 1.9 Manobra de Heimlich

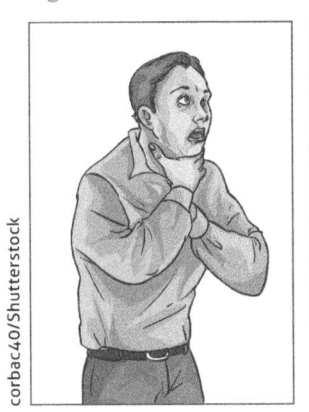

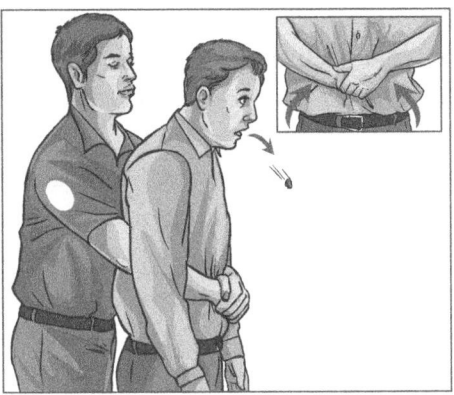

B (*Breathing*): Respiração

Com relação à respiração, deve-se observar se o indivíduo realiza a inspiração, por meio da qual o O_2 entra no organismo, sendo o músculo diafragma o motor primário da inspiração, e a expiração, por meio da qual ocorre a eliminação do CO_2. Essa troca acontece entre os alvéolos e os vasos sanguíneos (Figura 1.10). Dessa forma, quando o indivíduo inspira e expira, pode-se observar um movimento na altura do abdômen ou do tórax (depende do grupo muscular mais utilizado), sentir o ar sendo eliminado, bem como ouvir os sons que a pessoa produz.

Figura 1.10 Troca gasosa nos alvéolos (entrada de O_2 e saída de CO_2)

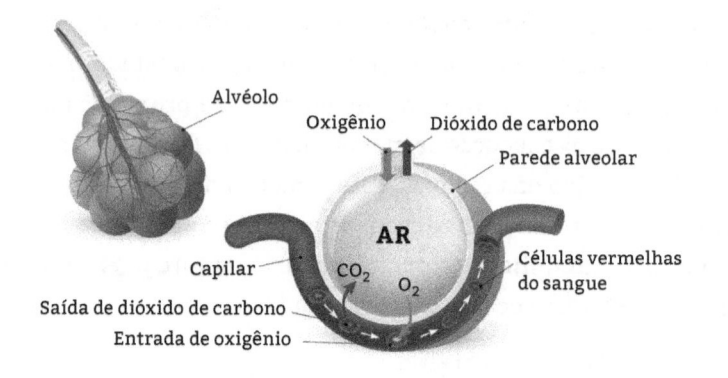

Em síntese, a avaliação da respiração exige: (a) observar, antes de tudo, o estado da pessoa (ver); (b) conferir os movimentos de tórax/abdômen, realizados na inspiração e na expiração (sentir); e, por fim, (c) verificar a existência de movimentos respiratórios, ou seja, notar se o ar está entrando e saindo pelo nariz ou pela boca (ouvir). A Figura 1.11 ilustra as etapas descritas.

Figura 1.11 Avaliação da respiração: ver, sentir e ouvir (método VOS)

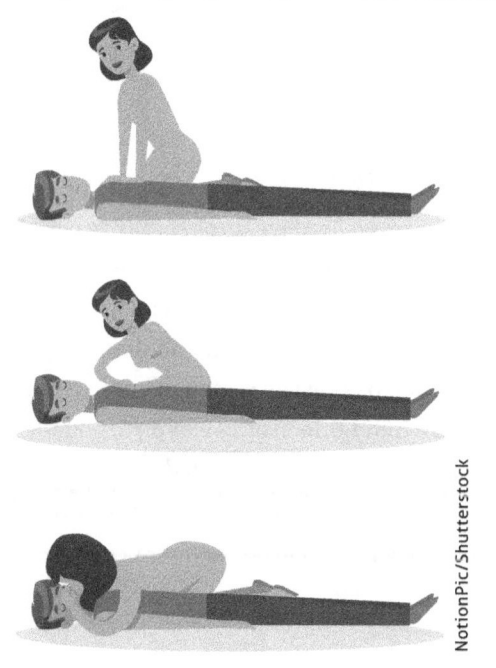

Se a vítima estiver responsiva, deve-se avaliar a qualidade da respiração "quanto à velocidade, profundidade, ao ritmo e sons" (Manual..., 2016, p. 64). Caso a pessoa apresente um estado sem respiração e sem pulso, caracteriza-se parada cardiorrespiratória (PCR), havendo a necessidade de socorro imediato.

- **C (*Circulation*): Circulação**

A circulação é igualmente vital à manutenção da vida, pois, se o coração para de bater, o sangue deixa de circular pelo corpo. Como resultado, os órgãos vitais – principalmente o cérebro – ficam com falta de oxigênio; porém, as células cerebrais são incapazes de sobreviver por mais de poucos minutos sem suprimento de oxigênio. Parte da circulação pode ser mantida artificialmente por compressões torácicas, que agem como uma ajuda mecânica para o coração, fazendo com que o sangue continue fluindo ao redor do corpo. Isso ocorre porque a pressão feita no tórax aumenta a pressão na cavidade torácica, expulsando o sangue do coração e forçando-o a entrar nos tecidos. Assim, quando a pressão no peito é liberada, o tórax recua e mais sangue é direcionado ao coração.

O sangue circula em nosso organismo graças à integridade do sistema circulatório (Figura 1.12), atividade realizada pelo coração, que funciona como uma bomba propulsora. Uma das formas de averiguar a presença de circulação sanguínea é por meio da pulsação. A expansão e o relaxamento alternados das artérias, após cada sístole do ventrículo esquerdo do coração, criam uma onda de pressão chamada de *pulso*. O pulso é mais forte nas artérias próximas ao coração e mais fraco nas arteríolas, que consistem em pequenos vasos sanguíneos resultantes de ramificações das artérias maiores. O pulso de uma pessoa pode ser sentido em artérias que ficam perto da superfície do corpo, quando comprimidas contra um osso ou outra estrutura firme. A frequência de pulsação é normalmente igual à frequência cardíaca, cerca de 70 a 80 batimentos por minuto (bpm) em repouso. Contudo, há situações em que a pessoa, mesmo em repouso, está com pulsação acima de 100 bpm, evento ao qual se denomina *taquicardia*. A bradicardia, por sua vez, caracteriza-se quando, em repouso, a pulsação está abaixo de 50 bpm; atletas ou indivíduos que estão em constante treinamento físico costumam apresentar bradicardia (Tortora; Derrickson, 2016).

Figura 1.12 Sistema circulatório

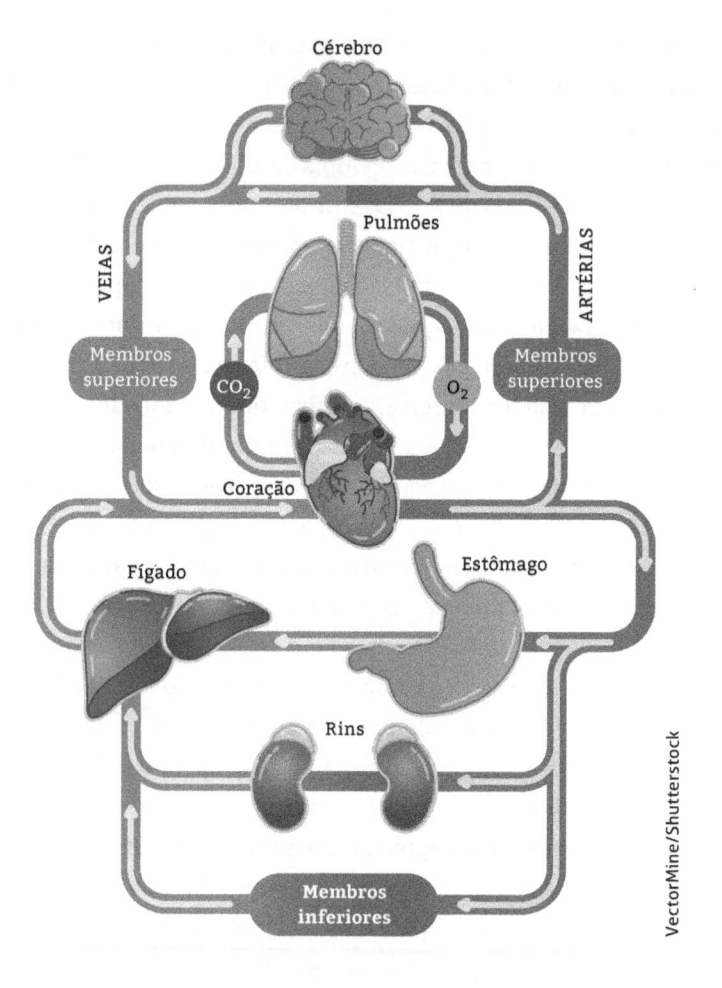

Para verificar se existe pulsação, devem ser observadas a qualidade e a regularidade dos batimentos. Depois de escolhida a artéria mais adequada para a conferência do pulso, o que varia conforme cada situação, é preciso atentar para duas situações. No caso de a vítima estar consciente, deve-se verificar o pulso radial (Figura 1.13).

Figura 1.13 Local de medição do pulso radial

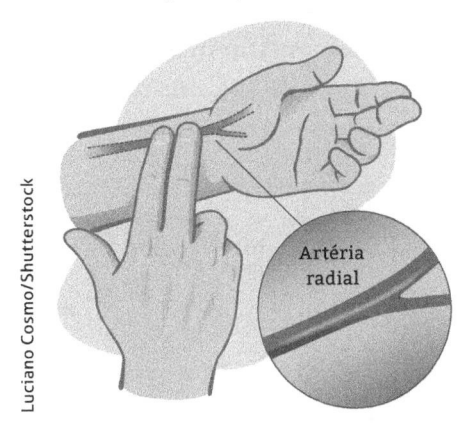

Luciano Cosmo/Shutterstock

Caso não seja possível medir a pulsação na artéria radial, em virtude de lesão ou amputação em membros superiores, outra opção é verificar o pulso carotídeo, na artéria carótida (Figura 1.14). Vale ressaltar que essa é uma boa opção para vítimas que estejam inconscientes.

Figura 1.14 Local de medição do pulso carotídeo

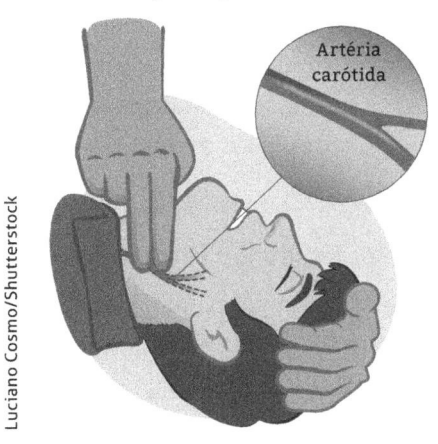

Luciano Cosmo/Shutterstock

Depois de medir a pulsação nesses dois lugares, se nenhum deles apresentar pulso, deve-se iniciar a reanimação cardíaca. Nessas situações, também é recomendado averiguar a coloração dos lábios, a extremidade distal e a perfusão capilar (Figura 1.15). Para realizar o teste, basta comprimir a extremidade distal do dedo até provocar palidez. Se a coloração voltar ao normal em até 2 segundos, considera-se normal a circulação sanguínea. Porém, sendo ultrapassada a marca de 2 segundos, há indícios de que a oxigenação/circulação não está adequada.

Figura 1.15 Teste de enchimento capilar

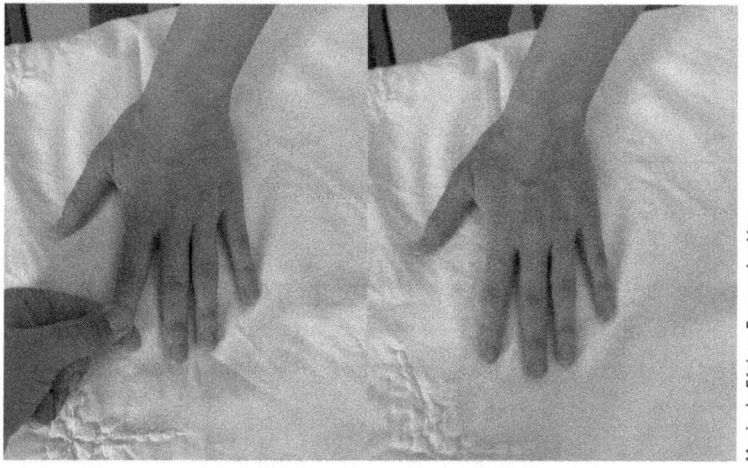

Maria de Fátima Fernandes Vara

Cabe ressaltar que algumas situações, como os dias de frio intenso, podem confundir o resultado do teste de perfusão. Por isso, é importante que todos os detalhes, com relação à vítima e ao ambiente, sejam observados e repassados aos socorristas profissionais.

- **D (*Disability*/incapacidade): Estado neurológico**

O nível de consciência do indivíduo, considerando-se a resposta motora, verbal e a abertura ocular, é medido pela escala de coma de Glasgow (Figura 1.16). O *score* obtido pela escala depende das respostas dos indivíduos às variáveis. Quanto mais alto o *score*, melhores as condições da vítima (com relação aos critérios estabelecidos pela própria escala). O resultado da somatória pode indicar três situações: grave, moderada ou leve. A medida que atesta a gravidade do traumatismo cranioencefálico (TCE) é calculada pelos seguintes valores: ≤ 8 = TCE grave; entre 9 e 12 = TCE moderado; entre 13 e 15 = TCE leve (Brasil, 2015d).

Figura 1.16 Escala de Glasgow

VARIÁVEIS	RESPOSTA
Resposta ocular	4. Espontânea 3. Por estímulo verbal 2. Por estímulo à dor 1. Sem resposta
Resposta verbal	5. Orientado com relação ao tempo, à pessoa e ao espaço. 4. Confuso (mas ainda responde) 3. Resposta inapropriada 2. Sons incompreensíveis 1. Sem resposta
Resposta motora	6. Obedece a ordens 5. Localiza a dor 4. Reage à dor, mas não a localiza 3. Flexão anormal 2. Extensão anormal 1. Sem resposta

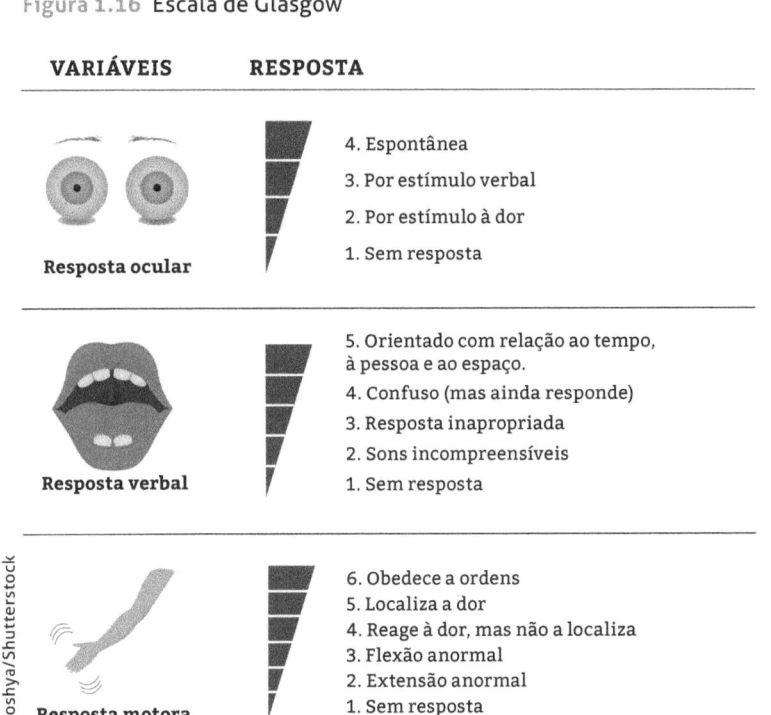

joshya/Shutterstock

A avaliação das pupilas é igualmente importante, visto que elas também podem ser um indicador de que algo está fora do padrão de normalidade. Quando as duas estão contraídas (miose), isso pode ser sinal de lesão do sistema nervoso central (SNC) ou abuso no uso de drogas (essas são apenas possibilidades, que somente uma investigação mais detalhada poderá confirmar). Quando estão assimétricas (anisocóricas), isso pode ser resultado de acidente vascular encefálico (AVC) ou traumatismo cranioencefálico (TCE). Quando as pupilas estão dilatadas (midríase), isso pode ser resultado de pouca luz, anóxia (falta de oxigênio no cérebro), choque, PCR ou TCE.

Figura 1.17 Avaliação das pupilas

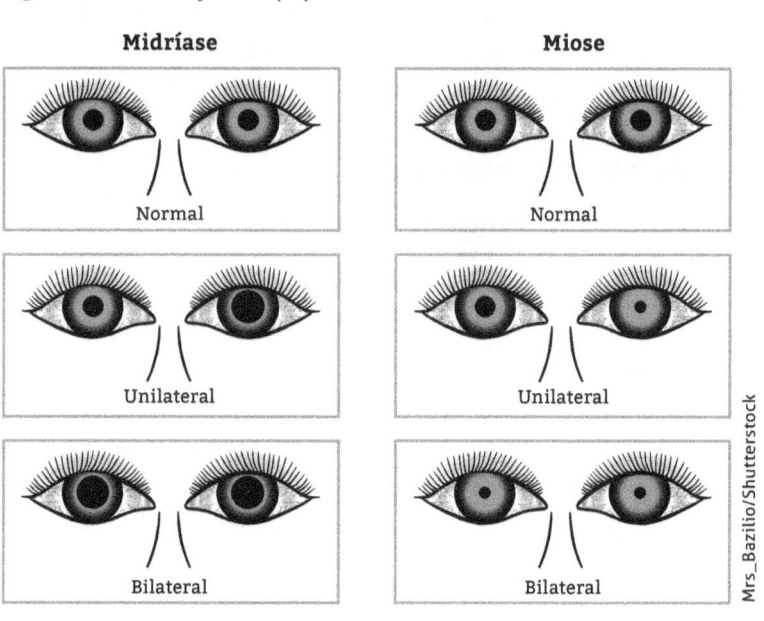

Midríase	Miose
Normal	Normal
Unilateral	Unilateral
Bilateral	Bilateral

Mrs_Bazilio/Shutterstock

- E (*Exposure*): Exposição da vítima

A exposição da vítima corresponde à observação de todo o corpo para averiguar a existência de possíveis lesões. Se necessário, as vestimentas são retiradas, pois podem atrapalhar, mas, para isso, deve-se controlar a temperatura corporal da vítima.

1.5.2 Avaliação secundária

A avaliação secundária é realizada após a averiguação dos sinais vitais. Nesse momento, é feito um exame detalhado da cabeça aos pés. Vejamos quais são os procedimentos que envolvem essa segunda avaliação.

Procedimentos de avaliação secundária

Após a análise primária, deve-se dar sequência às observações com a análise secundária, que consiste em avaliar a vítima para averiguar possíveis lesões, algo que possa indicar fraturas e/ou ferimentos.

- *A avaliação secundária é importante, porém não obrigatória, principalmente nos pacientes críticos ou se sua realização implicar em atraso de transporte.*
- *Objetivo específico da avaliação secundária: localizar alterações na cor da pele ou mucosas, assimetrias morfológicas, instabilidades hemodinâmicas, ruídos anômalos emitidos pelo paciente, alterações de motricidade e sensibilidade.*
- *Registrar detalhadamente os achados da avaliação secundária.* (Brasil, 2016b)

O ideal é que uma pessoa mantenha estável a cabeça/pescoço do indivíduo e a outra procure conversar com ele para tentar obter informações (sempre que possível). A entrevista Sampla pode ser realizada com a própria vítima, familiares ou outra pessoa que possa fornecer informações sobre o ocorrido. Observe a seguir o significado de cada letra que compõe a sigla (Brasil, 2016b):

Sampla

- S Sinais vitais a serem averiguados
- A Alergias – histórico
- M Medicamentos
- P Passado – problemas de saúde ou doença prévia
- L Líquidos ou alimentos ingeridos – horários
- A Ambiente/local do evento

Portanto, é preciso inspecionar todo o corpo no sentido craniocaudal, isto é:

- cabeça: observar se há sangramento na cabeça, lesões/fraturas na calota craniana, ossos da face, ferimentos nas orelhas, olhos, nariz, boca;
- pescoço: veias jugulares, possível desvio de traqueia;
- tórax: respiração, possível fratura de costelas;
- abdômen: observar se existem ferimentos;
- membros superiores: averiguar pulsos "distais e perfusão dos membros"; solicitar que o "paciente aperte a mão do profissional e/ou eleve um braço de cada vez, se descartada qualquer potencial lesão" (Brasil, 2016b);
- membros inferiores: averiguar pulsos distais e perfusão dos membros; pedir ao paciente que "movimente os pés e/ou eleve uma perna de cada vez, se descartada qualquer potencial lesão" (Brasil, 2016b).

Ainda, é importante investigar, além de possíveis ferimentos, a temperatura da pele; pele fria com suor frio pode ser indicativo de choque hipovolêmico, por exemplo.

Como mencionamos reiteradamente, os primeiros socorros podem ser iniciados por qualquer pessoa e em qualquer situação, levando-se em consideração o autocuidado – isso até a chegada da equipe especializada. Para tanto, a pessoa que prestará o socorro deve buscar reconhecer, avaliar e priorizar a necessidade de primeiros socorros, prestar os cuidados reconhecendo as próprias limitações e solicitar socorro especializado sempre que necessário.

Síntese

Neste capítulo, abordamos conceitos imprescindíveis para a prestação dos primeiros socorros. Em um primeiro momento, diferenciamos os conceitos de *urgência* e *emergência* para, posteriormente, apresentarmos uma reflexão breve em torno do que pode ser feito em situações de acidentes que necessitem de atendimento de urgência ou emergência, como auxiliar a vítima e, o primordial, saber para quais números ligar em busca de socorro especializado: Samu (192) e corpo de bombeiros militar (193). Ainda, explicamos o significado da expressão "*hora de ouro*", bem como o valor de um conhecimento básico sobre primeiros socorros, dada a possibilidade de salvar vidas.

Na sequência, destacamos alguns aspectos legais e éticos, no que concerne aos direitos e deveres de qualquer cidadão, uma vez que os acidentes podem acontecer em qualquer lugar e momento, e as pessoas vitimadas têm direito a uma assistência, assim como os sujeitos presentes no momento têm o dever de prestar socorro. Os aspectos epidemiológicos dos acidentes no ambiente escolar foram o próximo tema abordado no capítulo. Vimos que os acidentes em escolas tendem a acontecer em razão do movimento constante no espaço (nos horários de intervalo, entrada e saída, por exemplo), mas também por causa da estrutura física do ambiente, com chão irregular, quadras pouco cuidadas, por exemplo, além, claro, das próprias atividades propostas pelo professor. Ainda, mostramos que existe uma incidência de acidentes no trajeto para a escola, ida e volta, sendo importantes, nesse sentido, as iniciativas de conscientização por parte da escola, como incentivar o uso de EPIs.

Vimos ainda que acidentes também podem acontecer durante a prática de exercício físico em outros ambientes abertos e fechados, que não somente a escola. Buscamos esclarecer a diferença entre incidentes e acidentes para discorrer sobre a maioria dos incidentes que ocorrem em academias, como exemplo de um ambiente fechado, para depois pensarmos sobre os acidentes que costumam acontecer em atividades de aventura ao ar livre. Por fim, terminamos o capítulo apresentando, pormenorizadamente, os mecanismos de trauma e a forma de realizar a avaliação inicial da vítima, considerando, para isso, uma sequência de observações e condutas que precisam ser empregadas sempre que houver a necessidade de prestação de socorro.

Cabe ressaltar que a educação em primeiros socorros pode ser realizada por uma variedade de meios, incluindo cursos *on-line*, aulas teóricas e práticas. Programas de orientação sobre primeiros socorros também contribuem para a redução de agravos, uma vez que a vítima estará em melhores condições caso tenha por perto alguém que possa fornecer atendimento imediato até a chegada da equipe especializada. Considerando-se que este livro é dedicado a professores e profissionais de educação física, sempre será reforçado que o mais importante é a prevenção de acidentes, porém, como eles acontecem até mesmo nas melhores condições, orientamos o professor e o profissional a socorrer a vítima dentro de suas condições técnicas e emocionais. Nesse sentido, saber de cor ou ter anotado em local fácil para consulta os números de serviços de urgência e emergência é imprescindível.

Ainda, recomendamos que todos procurem estar tecnicamente preparados para atender e socorrer a vítima, o que só será possível com uma busca ativa por conhecimento em primeiros socorros.

Atividades de autoavaliação

1. Caso seja necessário, ao ocorrer uma situação de urgência ou emergência, você poderá chamar o atendimento do Samu, ligando para _____. Em casos de trauma, acione o corpo de bombeiros, ligando para o número _____.
   a) 192; 193.
   b) 190; 192.
   c) 190; 193.
   d) 193; 190.
   e) 192; 190.

2. Entre as alternativas a seguir, assinale qual apresenta definições estabelecidas pela Portaria n. 354/2014 do Ministério da Saúde

a) A emergência é uma ocorrência imprevista que causa agravo à saúde com ou sem risco potencial de perda de vida, cujo portador necessita de assistência médica imediata. A urgência, por sua vez, é uma constatação das condições de risco à saúde que impliquem sofrimento intenso ou risco iminente de morte, exigindo, portanto, tratamento médico imediato.

b) A emergência é uma constatação médica das condições de agravo à saúde que impliquem sofrimento intenso ou risco iminente de morte, exigindo, portanto, tratamento médico imediato. Já a urgência corresponde a uma ocorrência imprevista de agravo à saúde com ou sem risco potencial de perda de vida, cujo portador necessita de assistência médica imediata.

c) A emergência serve como constatação médica das condições de saúde que impliquem sofrimento intenso ou risco iminente de morte, exigindo, portanto, tratamento médico tardio. Por seu turno, a urgência é uma ocorrência imprevista de agravo à saúde com ou sem risco potencial de perda de vida, cujo portador necessita de assistência médica imediata.

d) Os primeiros socorros são uma constatação médica das condições de agravo à saúde que impliquem sofrimento intenso ou risco iminente de morte, exigindo, por isso, tratamento médico imediato. Por sua vez, a RCP corresponde a uma ocorrência imprevista de agravo à saúde com ou sem risco potencial de perda de vida, cujo portador necessita de assistência médica imediata.

e) A PCR funciona como uma constatação médica das condições de agravo à saúde que impliquem sofrimento intenso ou risco iminente de morte, exigindo, portanto, tratamento médico imediato. A RCP constitui uma ocorrência imprevista de agravo à saúde com ou sem risco potencial de perda de vida, cujo portador necessita de assistência médica imediata.

3. Durante a prestação de socorro, depois de averiguar a segurança do local, deve-se prosseguir com a avaliação primária, que é mais rápida e pode ser aplicada em ordem alfabética: ABCDE. Assinale a alternativa que apresenta o significado de cada letra desse acrônimo:

a) A (*Airways*) = atenção; B (*Breathing*) = respiração; C (*Circulation*) = circulação; D (*Disability*) = desobstrução de vias aéreas; E (*Exposure*) = exposição da vítima.

b) A (*Airways*) = apneia; B (*Breathing*) = broncoespasmo; C (*Circulation*) = circulação; D (*Disability*) = desobstrução de vias aéreas; E (*Exposure*) = exposição da vítima.

c) A (*Airways*) = desobstrução de vias aéreas; B (*Breathing*) = respiração; C (*Circulation*) = circulação; D (*Disability*) = estado neurológico; E (*Exposure*) = exposição da vítima.

d) A (*Airways*) = atenção; B (*Breathing*) = respiração; C (*Circulation*) = crepitação; D (*Disability*) = desobstrução de vias aéreas; E (*Exposure*) = exposição da vítima.

e) A (*Airways*) = desobstrução de vias aéreas; B (*Breathing*) = respiração; C (*Circulation*) = circulação; D (*Disability*) = estado doloroso; E (*Exposure*) = exposição da vítima.

4. Leia a descrição a seguir:

Você deve posicionar-se atrás da vítima (com os pés afastados na largura do ombro, um em frente do outro, para propiciar maior estabilidade durante a realização da manobra) e "abraçá-la" abaixo das costelas, com uma das mãos fechadas e a outra por cima dela. As mãos devem estar entre o apêndice xifoide e cicatriz umbilical. Puxe com força no sentido anteroposterior e de baixo para cima.

Agora, assinale a alternativa correta quanto ao nome da manobra descrita:

a) Manobra de compressão diafragmática.
b) Manobra de RCP.
c) Manobra vassalva.
d) Manobra de Heimlich.
e) Manobra de liberação diafragmática.

5. Observe a imagem a seguir:

Figura 1.18 Teste integrante da avaliação primária

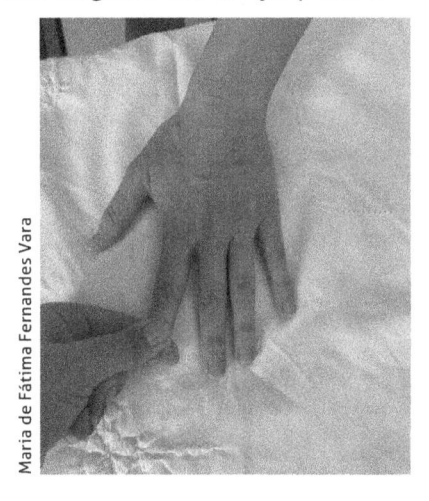

Assinale a alternativa correta quanto ao tipo de teste ilustrado:

a) Corresponde ao primeiro passo da RCP.
b) Representa uma das formas de avaliar a pulsação da artéria braquial.
c) Refere-se a uma das formas de avaliar o ABCDE.
d) Equivale à manobra de Heimlich.
e) Representa uma das formas de avaliar a perfusão capilar.

Atividades de aprendizagem

Questões para reflexão

1. Uma das formas de avaliar a perfusão capilar é comprimir a extremidade de um dos dedos e observar a coloração. Se a cor voltar ao normal em até 2 segundos, isso significa que a circulação está em condições normais. Desse modo, considerando a relevância do teste como meio de verificar a circulação sanguínea, avalie a perfusão de cinco colegas. Depois, pesquise outros testes de perfusão capilar e reflita sobre seu procedimento, bem como sobre as possíveis alterações que podem levar à perfusão capilar.

2. Como vimos, as pupilas também são um indicador de que algo se encontra fora do padrão de normalidade. Faça esta investigação: fique alguns minutos em local escuro, depois observe suas pupilas; depois, faça o mesmo em local claro. Por fim, responda: Em qual das duas condições elas aumentam ou diminuem? Teça suas considerações de modo a explicar as possíveis alterações da perfusão das pupilas.

Atividade aplicada: prática

1. Escolha três professores de Educação Física (escola ou academia) e peça para que escrevam o que conhecem sobre o ABCDE de primeiros socorros. A ideia não é apenas averiguar se dominam tal conhecimento, mas contribuir para que reflitam sobre a necessidade de prestar um atendimento imediato, a fim de prevenir que os acidentes sejam agravados por falta de socorro.

Capítulo

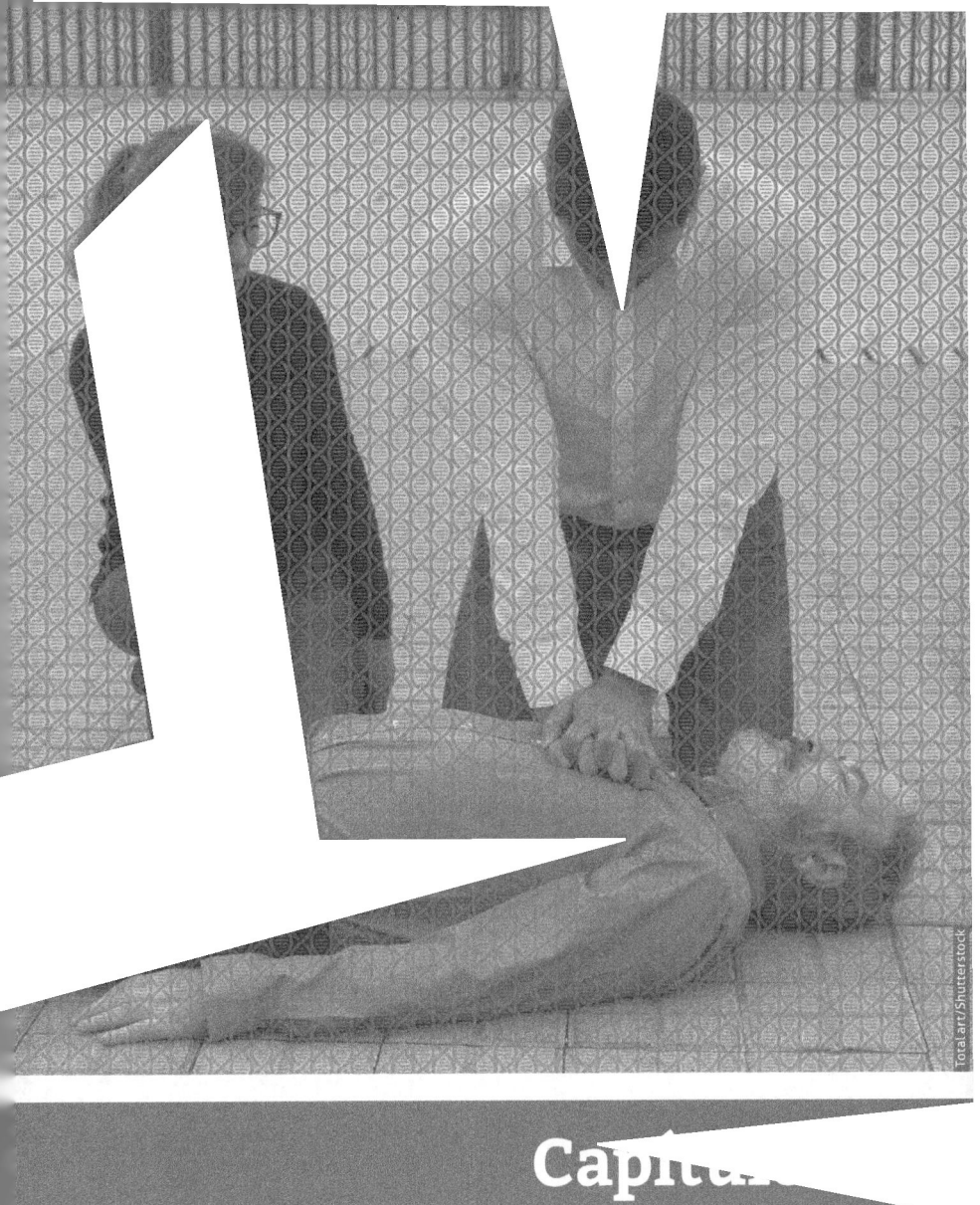

Urgências e emergências clínicas:
primeiras ocorrências

Neste capítulo, vamos descrever as formas de agir em face de algumas situações de emergência clínica. Primeiramente, veremos o que é a parada cardiorrespiratória (PCR) e a ressuscitação cardiopulmonar (RCP), bem como o que deve ser feito caso se suspeite que alguém se encontra nessa situação. É muito importante ficar atento aos sinais vitais, pois, se necessário, é preciso fazer sua verificação.

Na sequência, trataremos do desfibrilador externo automático (DEA), equipamento que realiza a análise de ritmo elétrico cardíaco e indica a presença ou a ausência de choque em vítimas de PCR. O afogamento também será tema deste capítulo, sendo indicados os riscos e possibilidades de prevenção em diferentes ambientes: praias, piscinas, rios ou até mesmo banheiras ou tanques domésticos. Ainda, discutiremos as diferenças entre os procedimentos realizados em casos de vertigem, síncope e desmaio, por exemplo. Por fim, abordaremos a hipoglicemia e a hiperglicemia, indicando como o professor deve agir caso suspeite que um de seus alunos apresenta uma dessas condições.

2.1 Obstrução das vias aéreas e parada cardiorrespiratória (PCR)

A respiração compreende o transporte de oxigênio (O_2) por meio da inalação, que acontece do ambiente para as células; por sua vez, o transporte de dióxido de carbono (CO_2) parte do meio intracelular para o ambiente, durante a atividade de exalação. Perceba que a respiração fornece quantidades adequadas de O_2 às células e retira do corpo o CO_2 a fim de manter a homeostase (Tortora; Derrickson, 2016).

O sistema respiratório compõe-se das seguintes estruturas: nariz, fossas nasais, cavidade nasal, faringe (tubo muscular), laringe (tubo de cartilagem), traqueia, a qual se bifurca em dois brônquios primários, que entram nos lobos pulmonares e depois se subdividem em estruturas progressivamente menores, os bronquíolos, os ductos e os alvéolos, onde ocorre a troca gasosa (Figura 2.1). Nas vias aéreas, espaço que compreende do nariz aos bronquíolos, não ocorre a troca gasosa. As estruturas até a traqueia são responsáveis pela condução, filtragem, aquecimento e umidificação do ar.

Figura 2.1 Sistema respiratório

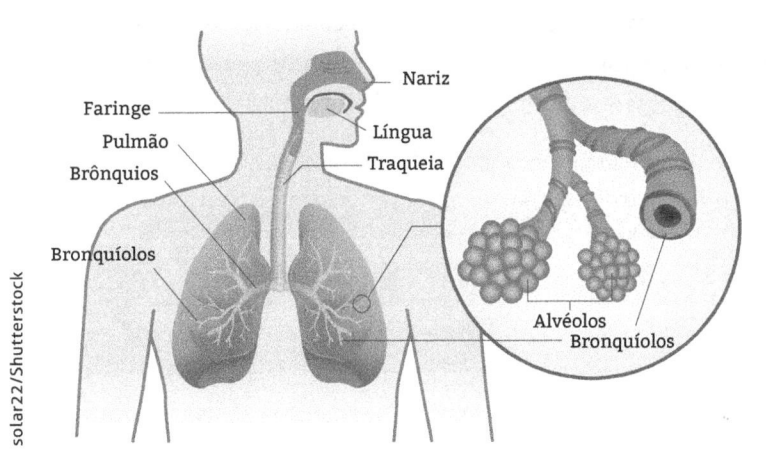

Faringe
Pulmão
Brônquios
Bronquíolos
Nariz
Língua
Traqueia
Alvéolos
Bronquíolos

solar22/Shutterstock

Uma vez que as vias aéreas necessitam permanecer livres para que o ar entre e saia, é importante avaliar o risco de obstrução do ar conforme a idade dos alunos. A elaboração das aulas de Educação Física precisa respeitar a faixa etária e as características dos praticantes. Assim, deve-se tomar cuidado em relação ao tamanho dos materiais a fim de evitar acidentes. Por exemplo, objetos como (ou do tamanho de) moedas, dados e peças pequenas devem ser evitados quando se está trabalhando com crianças, principalmente nos anos iniciais. Mesmo com os alunos maiores, a discussão sobre a utilização dos materiais, os riscos e a necessidade de atenção e respeito às regras deve ser frequente, visto que atividades bem explicadas e ambiente organizado evitam boa parte dos riscos. Porém, se ocorrerem acidentes, mesmo com todas as precauções, é imprescindível que os profissionais e professores da área de educação física estejam preparados para prestar o primeiro atendimento.

Lembremos que, durante a abordagem primária e depois de observar a segurança do local, é preciso averiguar se as vias aéreas da vítima estão livres (A = desobstrução das vias aéreas) e se a vítima está respirando (B = respiração). Para tanto, é necessário ver, ouvir e sentir, isto é, observar o estado geral da vítima (ver), depois aproximar o ouvido de sua boca (ouvir) e, com a face voltada para o tórax, verificar os movimentos (sentir), que evidenciam a presença de inspiração e expiração.

Figura 2.2 Etapas de verificação das vias aéreas

| VER |
| OUVIR |
| SENTIR |

Algumas condições, como afogamento e engasgo com pedaços de alimentos, podem provocar a obstrução das vias aéreas, levando a uma parada respiratória, condição na qual o indivíduo não consegue respirar e, dessa forma, a troca gasosa não ocorre. Nesse caso, em um primeiro momento, a vítima tem a respiração cortada[1], mas ainda apresenta pulso. Visto que a vítima não está respirando, deve-se tentar desobstruir o mais rápido a via respiratória, pois, após poucos minutos sem oxigênio, começam a ocorrer danos cerebrais.

A ocorrência de parada cardiorrespiratória (PCR) também é comum. Segundo Cavalcanti et al. (2019, p. 18684), a PCR é definida como

> a cessação súbita e inesperada das funções cardíaca e respiratória. Também pode ser descrita como a inadequação do débito cardíaco que resulta em um volume sistólico insuficiente para a perfusão tecidual decorrente da interrupção súbita da atividade mecânica ventricular. É uma emergência extrema, cujo insucesso nas manobras acarreta lesão cerebral irreversível e morte caso o restabelecimento do fluxo sanguíneo e a ventilação não forem apropriados.

---

[1] A parada respiratória corresponde a uma parada súbita da respiração, tendo como causa o cessar dos movimentos de inspiração (entrada de O_2) e expiração (saída de CO_2). A falta de oxigênio promove danos nos tecidos do corpo, principalmente em órgãos como o coração e o cérebro.

Lembre-se de que, caso ocorra a PCR, o socorro especializado precisa ser chamado o mais rápido possível e as ações devem seguir as orientações recebidas pelo profissional da central de regulação. Aqui, apontamos alguns procedimentos a serem realizados em cada caso (obstrução de ar e PCR), para que haja uma melhor compreensão da situação geral. Contudo, sempre que possível, a pessoa que está prestando o atendimento inicial deve seguir as orientações recebidas via telefone, enquanto o serviço de urgência/emergência não chega ao local.

Procedimentos adotados em caso de obstrução da vias aéreas ou PCR

Primeiro, é preciso averiguar se existe algum corpo estranho (resto de alimento, por exemplo) na boca e/ou na orofaringe e, se possível, realizar a remoção manual. Para o indivíduo sem suspeita de lesão de coluna cervical, pode-se manter o pescoço em extensão, a fim de liberar as vias aéreas. Cabe lembrar que, em caso de dúvida com relação à lesão cervical, não se deve realizar a manobra para estender o pescoço.

Outra opção para a liberação das vias aéreas é a manobra de Heimlich. Porém, é importante atentar para a posição das mãos, que devem ficar entre a cicatriz umbilical e o apêndice xifoide. Outro ponto a ser considerado é que, como o movimento será anteroposterior, os membros inferiores (pernas e pés) devem ser mantidos um em frente do outro para que se possa ter uma base mais estável.

Por outro lado, para realizar a constatação da PCR, é necessário observar se existe ausência de movimentos respiratórios e ausência de pulso, que pode ser averiguado na artéria radial ou carótida. Em ambos os casos, deve-se chamar o serviço especializado e relatar o estado da vítima, bem como as ações empregadas, caso o indivíduo tenha sido socorrido antes de se chamar o atendimento ou enquanto se prestava o socorro.

2.1.1 Ressuscitação cardiopulmonar (RCP)

Em todo o mundo, são contabilizadas mais de 135 milhões de mortes por doenças cardiovasculares por ano. A incidência de "parada cardíaca fora do ambiente hospitalar varia de 20 a 140 para cada 100.000 pessoas, e a sobrevida varia de 2% a 11%" (Meaney et al., 2013, p. 417, tradução nossa). Assim, em virtude do elevado número de ocorrências, a parada cardíaca é um dos problemas de saúde pública que merecem atenção especial.

A sobrevida do paciente, além das especificidades do caso (aspectos clínicos), também pode estar atrelada ao reconhecimento precoce do evento, à ligação imediata para o serviço especializado e à qualidade da ressuscitação cardiopulmonar (RCP) realizada. A impossibilidade de efetuar uma (ou mais) das indicações referidas impacta, de forma significativa, a possibilidade de salvar mais vidas ou evitar maiores agravos.

Por que fazer a RCP?

A RCP é fundamental para manter o oxigênio circulando em células dos órgãos vitais, o que é possível por meio das compressões torácicas, que devem ser mantidas até a chegada do resgate.

Meaney et al. (2013, p. 419, tradução nossa) apontam cinco componentes principais da RCP: "fração de compressão torácica (CCF), taxa de compressão torácica, profundidade de compressão torácica, recuo do peito (inclinação residual) e ventilação". A compreensão dessas etapas é imprescindível na prestação dos primeiros socorros, antes da chegada da equipe especializada, sendo que o objetivo principal é propiciar uma oxigenação adequada aos tecidos. A pessoa que estiver prestando esse tipo de socorro tem de evitar ao máximo interromper as compressões torácicas. Deve-se fazer em média de 100 a 120 compressões/minuto, seguindo a recomendação de diretrizes da American Heart Association (AHA) de 2010, a qual defende "uma taxa de compressão torácica ≥100/min". A profundidade recomendada para a compressão é "de ≥5 cm em adultos e pelo menos um terço da dimensão ântero-posterior do tórax em bebês e crianças" (Meaney et al., 2013, p. 419, tradução nossa). As compressões realizadas de forma eficiente contribuem para a chegada do sangue ao coração e ao encéfalo. É importante ficar atento à posição adotada para prestar os socorros, de forma a não atrapalhar o retorno do tórax à posição inicial. Outro ponto fundamental é não exceder o número de ventilações (12 por minuto, se necessário).

Quanto maior o treinamento e a prática de RCP, maior a chance de sobrevida. Vejamos, agora, o conjunto de medidas para promover a ressuscitação cardiopulmonar, caso seja preciso prestar socorros em situação de PCR.

Procedimentos de RCP

Antes de tudo, é necessário averiguar se a vítima está respirando. Caso não esteja, o socorro deve ser chamado o mais rápido possível. A fim de auxiliar a vítima até a chegada da equipe especializada, deve-se aplicar a ressuscitação cardiopulmonar. Para a realização da RCP, é melhor que a vítima esteja em uma superfície plana e firme, em decúbito dorsal. Na existência de um desfibrilador, deve-se utilizá-lo, mas, na ausência do equipamento, é importante iniciar as compressões torácicas e continuar até a chegada do socorro especializado. A frequência das compressões precisa ser mantida entre 100 e 120 por minuto. As mãos devem estar uma sobre a outra, na altura do esterno (terço distal, em uma distância aproximada de dois dedos do processo xifoide), e os cotovelos devem ficar estendidos.

Figura 2.3 Posição do socorrista para efetuar a RCP

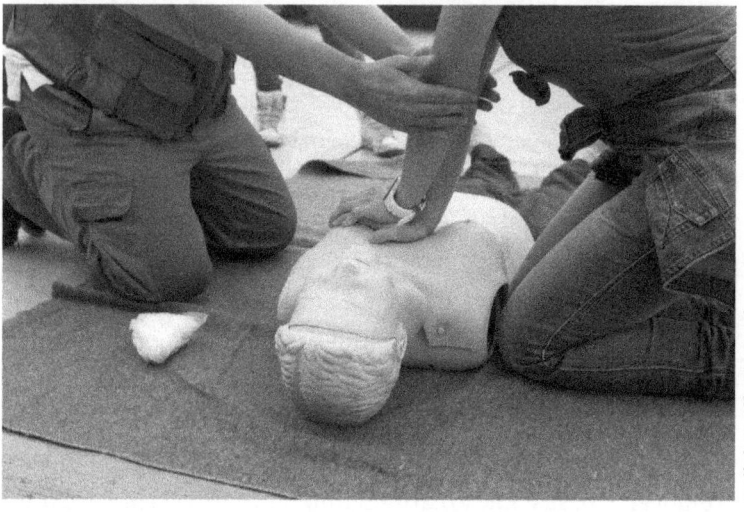

De acordo com o *Manual operacional de bombeiros* (2016, p. 97), "Se a testemunha/solicitante tiver segurança e treinamento de RCP, realizar duas ventilações de resgate. Tampar o nariz com uma das mãos e assoprar a boca da vítima, vedando a saída de ar". Se for esse o caso, devem ser feitas, em média, duas ventilações, em uma constante que se traduz em 7 ciclos de 30 compressões x 2 ventilações (sendo que as compressões devem ser de 100 a 120 por minuto).

Ainda, é possível checar o pulso carotídeo, devendo-se continuar com as compressões até que a vítima volte a apresentar pulso ou até que chegue o socorro especializado. Se houver outra pessoa para ajudar, elas podem alternar a cada 2 minutos, aproximadamente. A Figura 2.4 apresenta um fluxograma com os procedimentos da RCP para pessoas que não são socorristas (leigos).

Figura 2.4 Fluxograma de RCP

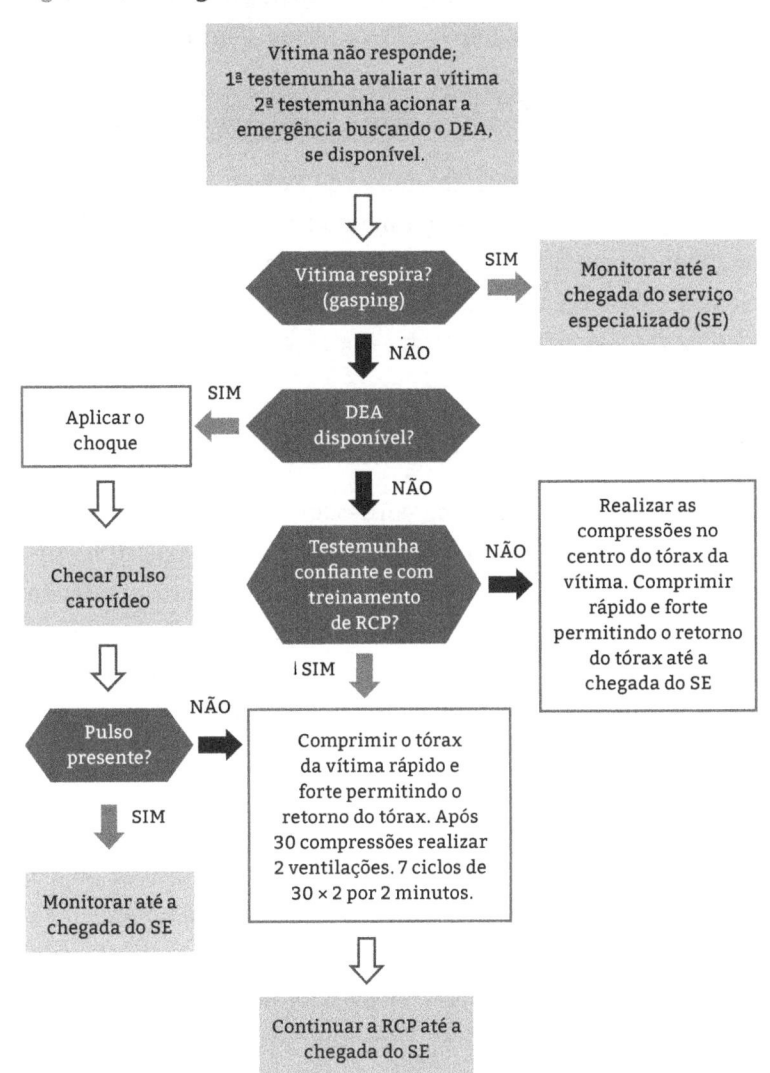

- Vítima não responde;
  1ª testemunha avaliar a vítima
  2ª testemunha acionar a emergência buscando o DEA, se disponível.

- Vítima respira? (gasping)
  - SIM → Monitorar até a chegada do serviço especializado (SE)
  - NÃO ↓

- DEA disponível?
  - SIM → Aplicar o choque → Checar pulso carotídeo → Pulso presente?
    - SIM → Monitorar até a chegada do SE
    - NÃO → Comprimir o tórax da vítima rápido e forte permitindo o retorno do tórax. Após 30 compressões realizar 2 ventilações. 7 ciclos de 30 × 2 por 2 minutos.
  - NÃO ↓

- Testemunha confiante e com treinamento de RCP?
  - NÃO → Realizar as compressões no centro do tórax da vítima. Comprimir rápido e forte permitindo o retorno do tórax até a chegada do SE
  - SIM → Comprimir o tórax da vítima rápido e forte permitindo o retorno do tórax. Após 30 compressões realizar 2 ventilações. 7 ciclos de 30 × 2 por 2 minutos.

- Continuar a RCP até a chegada do SE

Fonte: Manual..., 2016, p. 98.

Observe que as ações devem ser rápidas e feitas com muita responsabilidade, evitando-se, dessa forma, o agravo da situação.

> **Preste atenção!**
>
> Nunca se deve fazer o treinamento de RCP em pessoas. A capacitação para esse tipo de atendimento deve, antes, ser realizada em bonecos, travesseiros ou outro material adaptado, para que o exercício seja repetido até que assimilado em sua totalidade.

2.1.2 Desfibrilador externo automático (DEA)

Os eventos cardíacos que ocorrem desde o início de um batimento do coração até o início do próximo são chamados de *ritmo cardíaco*. O coração, para manter-se em funcionamento, precisa de nutrientes provenientes da circulação sanguínea, como o oxigênio e a glicose, que fornecem energia para o músculo cardíaco. Na condição de músculo, ele precisa de eletricidade para continuar batendo ritmicamente. Dessa forma, qualquer alteração no fornecimento de energia e/ou condução elétrica gera riscos ao seu funcionamento. Na Figura 2.5, é possível verificar que toda a energia que chegará ao coração inicia no nodo sinoatrial (ou sinusal), ou seja, o ciclo cardíaco começa por um potencial de ação no nó sinusal. Nele existem fibras que conduzem o estímulo tanto para o átrio direito quanto para o esquerdo, fazendo com que os átrios "batam" no mesmo ritmo.

Na mesma figura, vemos o nodo atrioventricular, responsável por propiciar um "atraso" de mais de 0,1 segundo durante a passagem do impulso cardíaco dos átrios aos ventrículos, pois o átrio e o ventrículo não podem contrair ao mesmo tempo; ele faz, portanto, uma pausa fisiológica. Alguns milissegundos depois de receber o estímulo, o nodo atrioventricular envia esses estímulos para o feixe de His (que corresponde ao feixe de fibras localizado no interior do músculo cardíaco do septo interventricular), o qual, ao entrar no septo interventricular, divide-se em ramo direito e ramo esquerdo. Esses ramos se dirigem às paredes dos ventrículos, onde estão as fibras de Purkinje, que penetram nos ventrículos e realizam a contração muscular.

Figura 2.5 Ritmo cardíaco

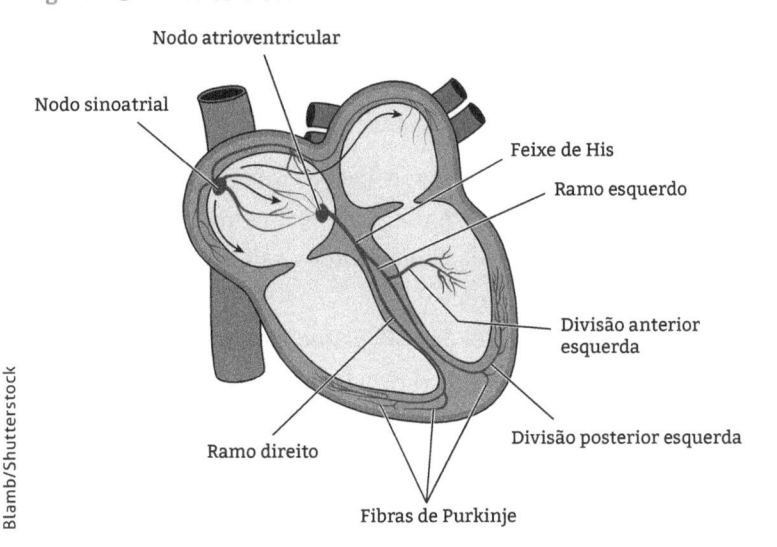

Nodo atrioventricular
Nodo sinoatrial
Feixe de His
Ramo esquerdo
Divisão anterior esquerda
Ramo direito
Divisão posterior esquerda
Fibras de Purkinje

Blamb/Shutterstock

Nesse sentido, o desfibrilador externo automático (DEA) é um equipamento que realiza a análise de ritmo elétrico cardíaco e indica ou não a presença de choque, no caso de vítimas de PCR. Seu funcionamento é por emissão de carga elétrica no coração na tentativa de estimulá-lo a bombear o sangue. A manipulação do DEA é simples, e qualquer pessoa está apta a compreender com facilidade como deve ser utilizado.

Figura 2.6 DEA

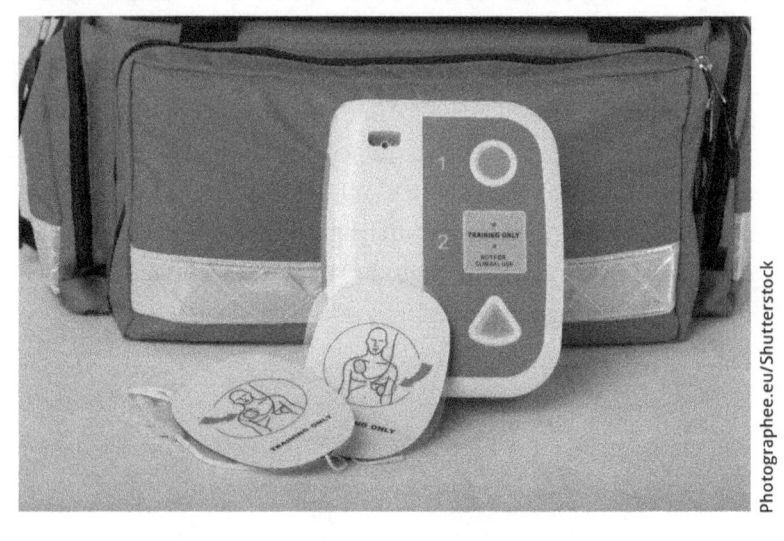

No entanto, mesmo que a utilização seja simples, sempre é importante que as pessoas tenham conhecimento prévio de como manipular o instrumento, de modo que se sintam mais seguras diante de uma necessidade.

Caso exista a suspeita de PCR, primeiro se deve averiguar se a vítima está responsiva. Se não estiver, enquanto uma pessoa liga para o socorro especializado e providencia o DEA, a outra verifica as vias aéreas, a respiração e o pulso, tudo isso no menor tempo possível.

Passo a passo para a manipulação do DEA

I. O DEA deve ser colocado ao lado da vítima, de preferência em local onde a pessoa que está socorrendo não precise ficar (ao lado da cabeça é uma opção).
II. Primeiramente, deve-se abrir e ligar o equipamento.
III. É importante observar as indicações das pás antes de colocar no tórax da vítima (normalmente elas trazem impressa uma explicação simples).

IV. Antes de usar o DEA, é preciso retirar roupas, joias ou qualquer outro objeto que a vítima esteja portando e possa causar interferência no uso das almofadas do DEA. É fundamental certificar-se de que qualquer metal seja removido da área onde os eletrodos serão conectados, assim como roupas que contenham algum tipo de metal. Deve-se ficar atento também ao fato de que a água ou o suor excessivo no peito podem reduzir a eficácia do choque, devendo-se secar o tórax antes de aplicar as pás do DEA.

V. Uma das pás deve ser colocada no lado superior direito do peito e a outra na região inframamária, à esquerda. Dessa forma, as duas ficam localizadas no eixo de ativação elétrica cardíaca (Figura 2.7).

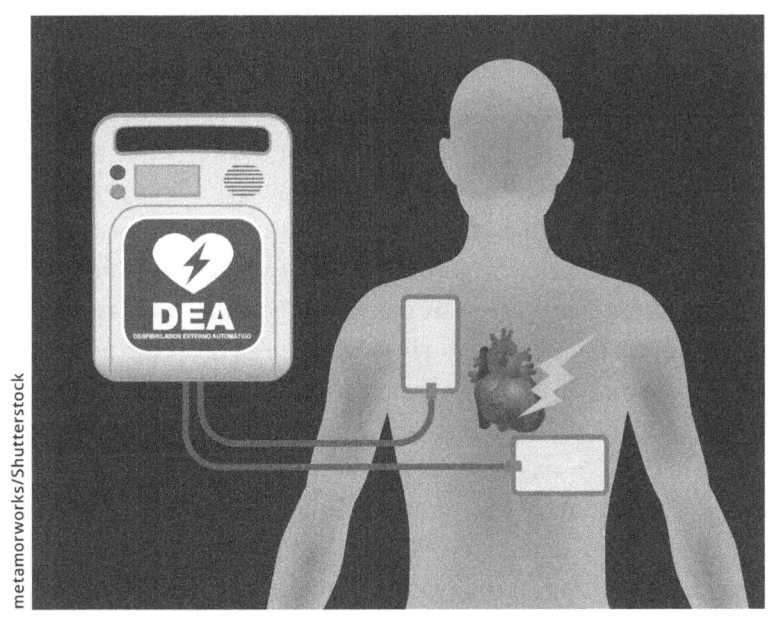

Figura 2.7 Posicionamento das pás do DEA

VI. Deve-se verificar se as pás já estão encaixadas no aparelho, porque alguns trazem as pás soltas.

VII. Neste momento, enquanto uma das pessoas prepara o DEA, a outra continua fazendo a RCP.
VIII. Quando o DEA estiver analisando o ritmo cardíaco, todos devem manter-se afastados da vítima.
IX. A partir desse momento, o DEA vai indicar ou não a presença de choque. Se o choque não for indicado, deve-se voltar à RCP.
X. Se o aparelho indicar o choque, é preciso aguardar que ele recarregue (enquanto isso, todos devem ficar afastados da vítima) e só depois do choque é necessário voltar à RCP.

2.2 Afogamento

Quando os professores propõem levar os alunos a um passeio no clube, na praia ou próximo a um rio, essa pode parecer uma atividade muito divertida. Porém, para que corra tudo bem, é preciso organizar o passeio de tal forma que haja um número de responsáveis suficiente para a faixa etária do grupo, bem como buscar antecipadamente informações sobre as condições de segurança do local e, por fim, deixar as regras de segurança claras para todos os envolvidos. Acidentes por afogamento podem acontecer em praias, piscinas, rios ou até mesmo em banheiras ou tanques domésticos. Assim, somente a informação e a prevenção podem evitar situações de risco ou até mesmo de óbito nesses contextos.

O afogamento é definido por Szpilman (2013, p. 2, grifo do original) como "**a aspiração de líquido causada por submersão ou imersão**. O termo aspiração refere-se à entrada de líquido nas vias aéreas (traqueia, brônquios ou pulmões), e não deve ser confundido com 'engolir água'". A presença de líquido nas vias respiratórias reduz ou impede a entrada de O_2 e a saída de CO_2. Essa redução de oxigênio pode levar a uma parada respiratória e, em seguida, a uma parada cardíaca. Szpilman (2013, p. 3) explica que a síndrome de imersão (hidrocussão), popularmente conhecida como *choque térmico*, "é um acidente desencadeado por uma súbita exposição à água mais fria que o corpo, levando a uma arritmia cardíaca que poderá levar a síncope ou a parada cardiorrespiratória (PCR)". Para evitar essa situação, pode-se molhar o corpo aos poucos, evitando, assim, a mudança brusca de temperatura.

Já a hipotermia (redução da temperatura corporal) pode levar à perda da consciência e acarretar afogamento, parada cardíaca e óbito. O afogamento pode ser classificado quanto ao tipo de água, conforme Quadro 2.1.

Quadro 2.1 Classificação de afogamento quanto ao tipo de água

Tipo de água	Local do afogamento
Água doce	Piscinas, rios, lagos, banheiras ou tanques.
Água salgada	Mar aberto.
Água salobra	Locais de encontro de água doce com o mar.
Outros líquidos não corporais	Tanques com óleo ou outros tipos de substâncias.

Fonte: Elaborado com base em Szpilman, 2013.

Quanto à causa do afogamento, este pode acontecer como consequência do uso de drogas, como o álcool, de traumas, de mal súbito, entre outras causas.

A informação e a prevenção vão sempre funcionar como as melhores aliadas na tentativa de prevenir qualquer acidente, incluindo o afogamento. A prevenção em locais como parques aquáticos inclui respeitar os avisos dos salva-vidas e as demais orientações; as regras gerais para nadar em praias e em piscinas estão indicadas no Quadro 2.2. Portanto, é fundamental que todos fiquem atentos às recomendações específicas para usufruir de diferentes ambientes.

Quadro 2.2 Medidas de prevenção contra afogamentos em praias e em piscinas

Praia	Piscina
1. Nade sempre perto de um guarda-vidas	1. Mais de 65% das mortes por afogamento ocorrem em água doce, mesmo em áreas quentes da costa.
2. Pergunte ao guarda-vidas o melhor local para o banho.	2. Crianças devem sempre estar sob a supervisão de um adulto. 89% delas são deixadas sozinhas durante o banho de piscina.
3. Não superestime a sua capacidade de nadar – 46.6% dos afogados acontecem porque as pessoas acham que sabem nadar.	3. Leve sempre sua criança consigo caso necessite afastar-se da piscina.
4. Tenha sempre atenção com as crianças.	4. Isole a piscina – tenha grades com altura de 1.50 m e 12 cm entre as verticais. Elas reduzem o afogamento em 50 a 70%.
5. Nade longe de pedras, estacas ou píeres.	5. Boia de braço não é sinal de segurança – cuidado!
6. Evite ingerir bebidas alcoólicas e alimentos pesados, antes do banho de mar.	6. Evite brinquedos próximos a piscina, isto distrai as crianças.
7. Crianças perdidas: leve-as ao posto de guarda-vidas.	7. Desligue o filtro da piscina em cada uso.
8. Mais de 80% dos afogamentos ocorrem em valas. • A vala é o local de maior correnteza, que aparenta uma falsa calmaria, mas carrega a pessoa para o alto-mar. • Se você entrar em uma vala, nade transversalmente a ela até conseguir escapar ou peça imediatamente socorro.	8. Use sempre telefone sem fio na área da piscina.
9. Nunca tente salvar alguém em apuros se não tiver confiança em fazê-lo. Muitas pessoas morrem desta forma.	9. Não pratique hiperventilação para aumentar o fôlego sem supervisão confiável.

(continua)

(Quadro 2.2 – conclusão)

Praia	Piscina
10. Ao pescar em pedras, observe antes se a onda não pode alcançá-lo.	10. Cuidado ao mergulhar em local raso (coloque aviso).
11. Antes de mergulhar no mar, certifique-se da profundidade da região na qual decidiu se banhar.	11. 84% dos afogamentos ocorrem por distração do adulto (hora do almoço ou após).
12. Afaste-se de animais marinhos, como água-viva e caravelas.	12. Mais de 40% dos proprietários de piscinas não sabem realizar os primeiros socorros – CUIDADO!
13. Tome conhecimento e obedeça todas as sinalizações de perigo na praia.	

Fonte: Szpilman, 2013, p. 6.

Outro ponto fundamental na prevenção contra afogamentos é a escolha do local para o banho. Como se sabe, não é recomendado entrar no mar em locais com sinalização de perigo ou quando o salva-vidas não está presente. Você já ouviu falar sobre corrente de retorno ou vala? Observe a Figura 2.8, que mostra um local perigoso, onde ocorre a maior parte dos afogamentos.

Figura 2.8 Corrente de retorno (vala)

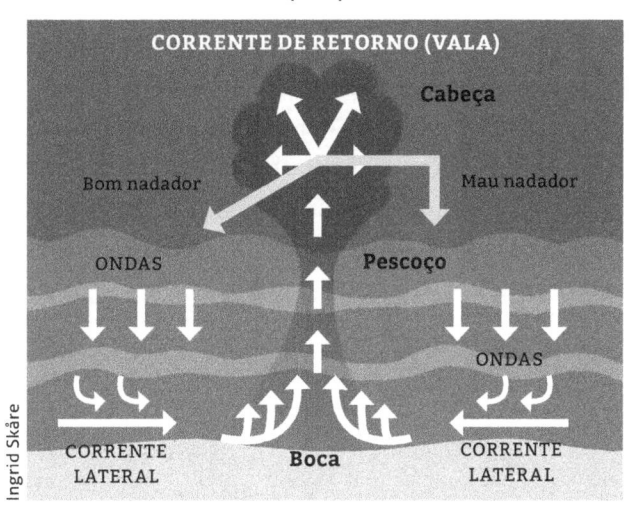

Fonte: Szpilman, 2013, p. 7.

Essa corrente apresenta três pontos que devem ser observados com muita atenção:

- *A boca: fonte principal de retorno da água*
- *O pescoço: parte central do retorno da água em direção ao mar.*
- *A cabeça: área em forma de cogumelo onde se dispersa a correnteza. Sempre que houver ondas, haverá uma corrente de retorno. Sua força varia diretamente com o tamanho das ondas. Pode atingir até 2 a 3 mt/seg.* (Szpilman, 2013, p. 7)

A corrente de retorno costuma aparecer entre dois bancos de areia, com menor número de ondas, ou seja, um local aparentemente calmo. Reconhecendo o risco, o professor pode orientar seus alunos, bem como evitar situações de maior risco.

As piscinas, embora não tenham corrente, também apresentam riscos, principalmente se houver um aglomerado de pessoas e/ou comportamentos de risco.

Quanto ao que deve ser feito em situações de afogamento, vamos apontar alguns procedimentos fora da água, pois o socorro na água e o transporte da vítima para fora dela precisam ser realizados por pessoas devidamente treinadas:

- Em caso de PCR, deve-se realizar a RCP.
- A melhor posição para colocar a vítima que estava se afogando é em decúbito lateral.
- Se possível, deve-se manter a vítima seca e aquecida.
- Deve-se procurar saber qual é a temperatura corporal e por quanto tempo a vítima permaneceu na água, pois são informações importantes a serem transmitidas aos socorristas.

Figura 2.9 Cadeia de sobrevivência: passo a passo dos primeiros socorros em caso de afogamento.

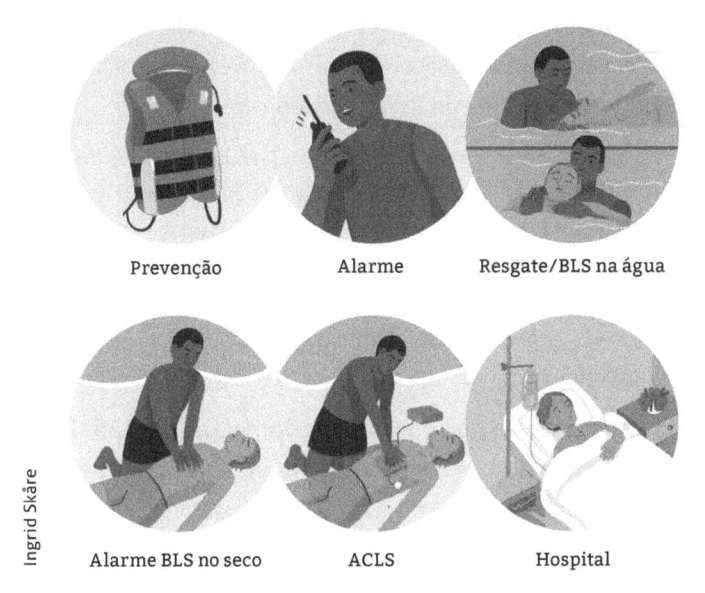

| Prevenção | Alarme | Resgate/BLS na água |
| Alarme BLS no seco | ACLS | Hospital |

Fonte: Szpilman, 2013, p. 5.

Conforme pode ser observado, primeiramente, é preciso recorrer à prevenção de acidente por afogamentos, porém, caso ele ocorra, o salva-vidas presente no local é acionado para ir até a vítima. De início, ele fornece, ainda dentro da água, um suporte básico de vida (BLS, do inglês *Basic Life Support*); na sequência, retira a vítima para um local seco. Depois, no seco, realiza outro tipo de BLS; no caso da imagem, a RCP. Continua fornecendo um suporte avançado à vida cardíaca (ACLS, do inglês *Advanced Cardiac Life Suport*) até a chegada da equipe especializada, que encaminhará a vítima ao hospital.

2.3 Vertigem, síncope e desmaio

Sabe aquela sensação de que está tudo girando à sua volta? Quando você tem uma sensação de tontura? A essa sensação dá-se o nome de *vertigem*, que pode ser definida como

> uma ilusão, ou uma falsa sensação de movimento de si ou do ambiente, decorrente de distúrbio no sistema vestibular, que pode ocorrer no labirinto ou na divisão vestibular do nervo auditivo (distúrbios vestibulares periféricos), ou na via central, afetando os núcleos vestibulares do tronco cerebral e suas inter-relações com outras estruturas cerebrais, como o cerebelo e o córtex cerebral (distúrbios vestibulares centrais). (Brasil, 2012a, p. 184)

Considerando-se que o indivíduo corre um risco maior de queda, é importante que ele seja colocado em uma posição segura, que pode ser deitado mantendo-se elevados os membros inferiores (MMII) (Figura 2.10). A vertigem pode acontecer durante a realização de atividades práticas e, nesse caso, o professor deve ficar atento aos alunos; caso observe que algum aluno aparenta não estar se sentindo bem, deve solicitar que ele pare de fazer a atividade e passe para uma posição segura (deitado com os membros inferiores elevados).

Figura 2.10 Posição em caso de vertigem, síncope ou desmaio

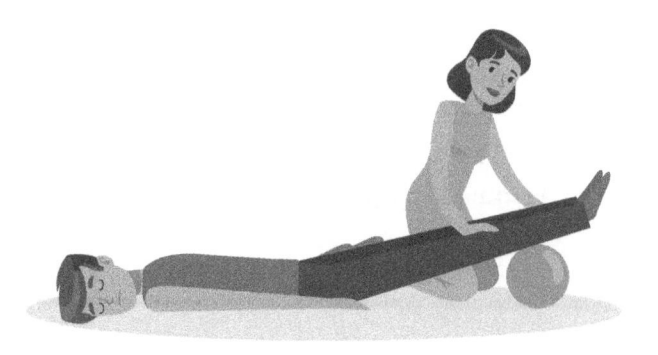

Inspiring/Shutterstock

Por sua vez, o desmaio ou a síncope "é a perda súbita, temporária e repentina da consciência, devido à diminuição de sangue e oxigênio no cérebro" (Brasil, 2003, p. 105). Esse tipo de evento não ocorre em virtude de trauma, por isso é seguido de uma recuperação espontânea. Acontece, mais comumente, em razão da diminuição de fluxo sanguíneo, que fica em um nível insuficiente para o cérebro. A causa, porém, é variada: (a) síncope por vasodepressores, causada por estresse emocional; (b) síncope situacional, acometida pelo estresse de pressão associado à micção, à defecação ou à tosse intensa; (c) síncope induzida por medicamentos, como anti-hipertensivos, diuréticos, vasodilatadores e tranquilizantes; (d) hipotensão ortostática, devida à diminuição excessiva da pressão arterial (Tortora; Derrickson, 2016).

O desmaio emocional (síncope vasovagal) pode ocorrer em pessoas que passam por "distúrbios emocionais intensos [...]. Nesse caso, o sistema vasodilatador muscular é ativado, e, ao mesmo tempo, o centro cardioinibitório vagal transmite sinais fortes para o coração para diminuir a frequência cardíaca acentuadamente" (Guyton; Hall, 2010, p. 204, tradução nossa). Observa-se, nessa circunstância, a queda da pressão arterial, o que reduz o fluxo de sangue em direção ao cérebro, levando à perda da consciência. O desmaio pode ser causado por hipoglicemia, quadro doloroso, perda de sangue, entre outros fatores. Como exemplo, podemos citar o caso em que o aluno realiza exercícios físicos sem se alimentar adequadamente, podendo apresentar um quadro de hipoglicemia e consequente risco de desmaio. A vítima deve ficar na posição de decúbito dorsal com os membros inferiores elevados. É importante verificar se a roupa está apertando; se sim, deve ser afrouxada. Dependendo da causa, a vítima pode apresentar náuseas e até vômito. Em caso de vômito, deve-se manter a cabeça voltada para o lado, evitando, dessa forma, que a vítima corra o risco de obstrução das vias aéreas. Quando a vítima está desmaiada, é fundamental observar se existe o risco de algum resto de alimento, vômito ou qualquer outro objeto obstruir as vias aéreas. Logo, em caso de vômito, o decúbito lateral pode facilitar a drenagem de água, diminuindo o risco de obstrução.

Jamais se deve oferecer líquido ou qualquer tipo de bebida para a vítima, se ela estiver inconsciente ou subconsciente.

Tanto nos casos de vertigem como nos de desmaio, deve-se observar os sinais vitais. Havendo qualquer alteração significativa, é recomendado ligar para o serviço de urgência/emergência. Com relação à conduta do professor, ele deve averiguar constantemente se seus alunos estão se sentindo bem. Caso identifique que algum deles está com sensação de tontura, deve pedir para que sente, de preferência no chão, encostado em uma parede ou outro local seguro considerando-se a possibilidade de o aluno desmaiar e cair[2]. O aluno deve ser deixado em um local onde o professor pode facilmente posicioná-lo, conforme indicado na Figura 2.10.

2.3.1 Pressão arterial

Vimos que uma das causas de desmaio pode ser a hipotensão, ou seja, a diminuição da pressão arterial (PA), que corresponde à pressão com a qual o sangue é bombeado em suas artérias. Assim, quando medimos a PA, estamos constatando a pressão com que o sangue é bombeado para fora do coração. Mas podemos nos perguntar: Qual é a unidade de medida de pressão? Qual é seu valor normal? Vejamos:

Unidade de medida de pressão = milímetros de mercúrio (mmHg)
Valor de uma pressão arterial normal = 120 × 80 mmHg

---

[2] Nesse caso, se o aluno estiver em cima de um brinquedo, por exemplo, além do desmaio em si, ainda aumenta o risco de outras lesões em virtude da queda.

O coração realiza dois movimentos: sístole, quando o músculo contrai e o sangue é bombeado para as artérias, e diástole, quando o músculo relaxa e ocorre o enchimento do coração (Figura 2.11). Desse modo, o número 120 representa a pressão arterial sistólica, ou seja, a pressão com a qual o sangue é bombeado do coração para as artérias. Valores menores indicam a pressão arterial diastólica, isto é, a pressão de enchimento do coração. Sendo a PA a tensão exercida pelo sangue ao percorrer as artérias, é importante saber que o débito cardíaco corresponde à quantidade de sangue bombeado do coração em direção às artérias por minuto. Já a frequência cardíaca equivale à quantidade de vezes que o coração bate por minuto. O valor em condições normais é de 60 a 80 batimentos por minuto (bpm). Em atletas, a frequência cardíaca tende a ser menor, visto que seu músculo é mais forte e, assim, cada batimento vai ser mais eficiente, necessitando de uma quantidade de batimentos menor para bombear a mesma quantidade de sangue.

Figura 2.11 Sístole e diástole

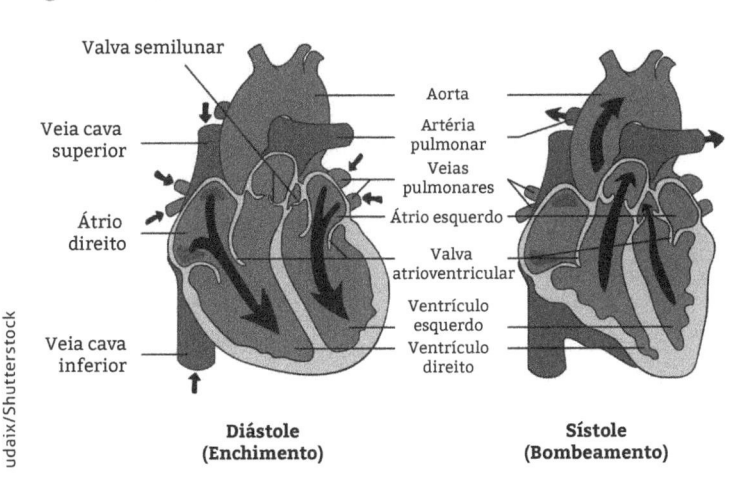

A resistência com que o sangue percorre o interior das artérias é denominada *resistência vascular periférica*. A resistência vascular ocorre em virtude do atrito entre o sangue e as paredes dos vasos sanguíneos e está relacionada com os seguintes fatores:

- Tamanho do lúmen dos vasos sanguíneos: "quanto menor o lúmen de um vaso sanguíneo, maior sua resistência ao fluxo sanguíneo [...] a vasoconstrição reduz o lúmen e a vasodilatação aumenta" (Tortora; Derrickson, 2016, p. 742, tradução nossa).
- Viscosidade do sangue: quanto maior a viscosidade do sangue, maior a resistência. A desidratação e a policitemia (numero elevado de glóbulos vermelhos) aumentam a viscosidade e, com isso, a pressão sanguínea sobe. Por outro lado, "a depleção de proteínas plasmáticas ou glóbulos vermelhos, decorrente de anemia ou hemorragia, diminui a viscosidade e, portanto, diminui a pressão sanguínea" (Tortora; Derrickson, 2016, p. 742, tradução nossa).
- Comprimento total dos vasos sanguíneos: quanto maior o vaso, maior a resistência. Em indivíduos obesos, a PA pode aumentar "porque os vasos sanguíneos adicionais no tecido adiposo aumentam o comprimento total dos vasos" (Tortora; Derrickson, 2016, p. 742, tradução nossa).
- Hipotensão: quando ocorre uma queda da PA. Por exemplo, se uma pessoa passa um período sem se alimentar, pode ter menos glicose na circulação (hipoglicemia) e o coração, caso esteja sem energia, visto que é um músculo, vai bater com menos potência, fazendo com que a PA diminua. Nesse caso, a pessoa pode ter vertigem e/ou desmaio. Dessa maneira, é importante orientar os alunos para que não realizem atividades físicas em jejum. Além disso, quando os alunos estão em atividade em ambiente aberto, com muito sol, isso pode provocar uma vasodilatação e, em seguida, também vertigem e/ou desmaio. Nesse

caso, é preciso orientar os alunos em relação aos meios de proteção (bonés, óculos, roupas leves) e à necessidade de ingerir água fresca.
- Hipertensão: quando ocorre um aumento da PA. A ingestão excessiva de sal pode provocar o aumento da PA: "cada vez mais evidências indicam que o sistema renina-angiotensina-aldosterona (SRAA) seja o principal alvo da alta ingesta de Na+. Uma ativação inadequada do SRAA tecidual pode causar hipertensão e dano ao órgão" (Gonsalez et al., 2018, p. 170).

Agora que você já conhece algumas das causas de alteração da PA, é importante saber como obter a medida da PA. Afinal, você sabe medi-la[3]? A PA geralmente é medida na artéria braquial do braço esquerdo. O dispositivo usado para aferir a pressão sanguínea é um esfigmomanômetro (Figura 2.12). Existem diversos tipos de esfigmomanômetro, mas o mais comum é o aneroide. Para quem possui o aparelho, é recomendado que seja verificada a calibragem a cada seis meses (Oliveira, 2016).

Figura 2.12 Esfigmomanômetro aneroide

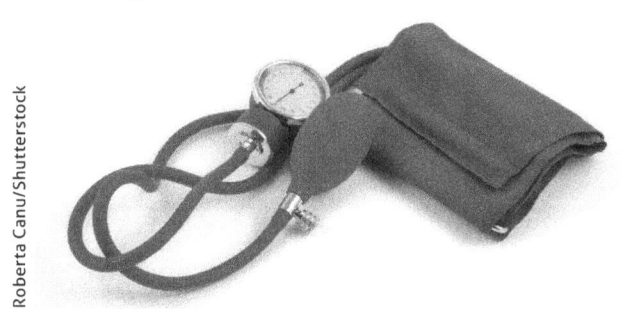

Roberta Canu/Shutterstock

---

[3] Cabe ressaltar que "Os procedimentos de medida da pressão são simples e de fácil realização, contudo, nem sempre são realizados de forma adequada. Condutas que podem evitar erros são, por exemplo, o preparo apropriado do paciente, uso de técnica padronizada e equipamento calibrado" (Sociedade Brasileira de Cardiologia; Sociedade Brasileira de Hipertensão; Sociedade Brasileira de Nefrologia, 2010, p. 4).

Caso você pretenda medir a PA apenas para controle, alguns cuidados são indicados, conforme ilustra a Figura 2.13.

Figura 2.13 Cuidados antes de medir a PA

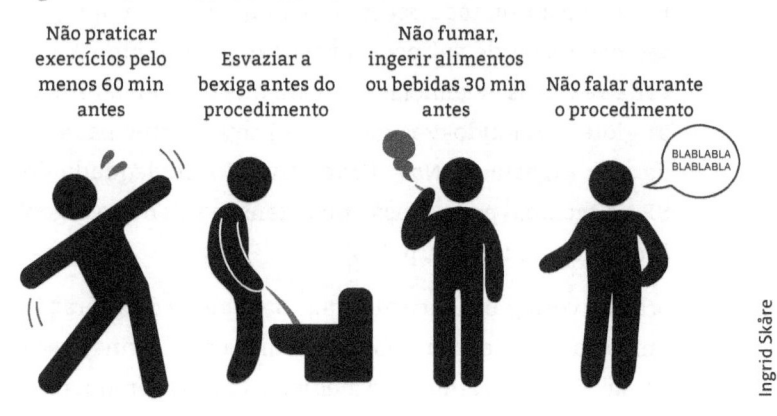

| Não praticar exercícios pelo menos 60 min antes | Esvaziar a bexiga antes do procedimento | Não fumar, ingerir alimentos ou bebidas 30 min antes | Não falar durante o procedimento |

Fonte: Oliveira, 2016, p.5.

A posição mais adequada é a sentada, com o antebraço supinado (despido), apoiado em uma superfície, aproximadamente na altura do coração (Figura 2.14). Os membros inferiores (pernas) não devem estar cruzados, "pés apoiados no chão, costas apoiadas no encosto da cadeira. O paciente deve estar relaxado. A medida pode ser realizada nos dois braços, porém recomenda-se que as medidas posteriores sejam feitas sempre no mesmo braço de referência" (Oliveira, 2016, p. 6).

Figura 2.14 Posição adequada para medição da PA

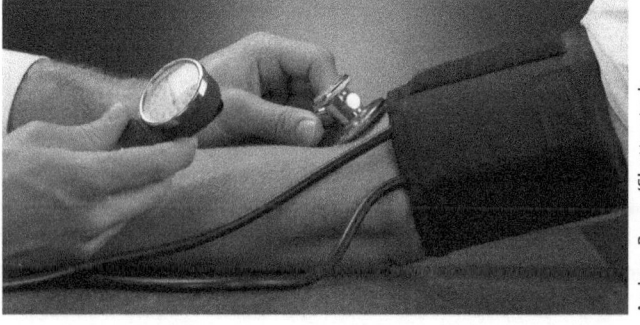

O manguito do esfigmomanômetro é enrolado em volta do braço exposto, sendo indicado que fique folgado (2 a 3 cm), acima da articulação do cotovelo. Para tanto, deve-se "centralizar o meio da bolsa de borracha em cima da artéria braquial. Colocar o estetoscópio nos ouvidos com a curvatura voltada para fora. Palpar a artéria braquial na parte da frente do cotovelo e posicionar a campânula do estetoscópio, sem apertar" (Oliveira, 2016, p. 7). O manguito é insuflado até que a artéria braquial seja comprimida e o fluxo sanguíneo pare, cerca de 20 a 30 mmHg acima do nível estimado da pressão sistólica habitual do indivíduo. De acordo com Oliveira (2016), para "estimar o nível da PAS deve-se palpar o pulso radial e inflar o manguito até não sentir o pulso sobre os dedos. Esse será o nível estimado da PAS, neste momento insufla-se mais 20 a 30 mmHg" (Oliveira, 2016, p. 7).

Deve-se posicionar o estetoscópio abaixo do manguito, na artéria braquial e, lentamente, ir esvaziando o manguito. Quando a braçadeira é esvaziada o suficiente para permitir que a artéria se abra, o jato de sangue passa, resultando no primeiro som ouvido através do estetoscópio. Esse som é a pressão arterial sistólica (PAS), que corresponde à força da pressão arterial nas paredes arteriais logo após a contração ventricular. Como o manguito é esvaziado ainda mais, os sons de repente se tornam muito fracos para serem ouvidos pelo estetoscópio. Nesse momento, está em curso a pressão arterial diastólica (PAD), que representa a força exercida pelo sangue que permanece nas artérias durante o relaxamento. Em pressões abaixo da pressão arterial diastólica, o som desaparece completamente.

A PA normal de um homem adulto é inferior a 120 mmHg para a sistólica e inferior a 80 mmHg para a diastólica (Tortora; Derrickson, 2016). A diferença entre a pressão sistólica e a diastólica é chamada de *pressão de pulso* (PP). Christofaro et al. (2017, p. 406) destacam que a "frequência cardíaca de repouso (FCR) elevada vem sendo considerada um importante fator para aumento de mortalidade, sendo tal relação independente de idade, sexo, perfil lipídico e pressão arterial (PA) em adultos". Um dos fatores associados com a FCR alta é a pressão de pulso.

Em situação de primeiros socorros, deve-se medir a pressão na posição mais adequada, conforme cada situação (por exemplo, pode ser que não seja possível deixar a vítima sentada, como nos casos de desmaio). Os demais procedimentos precisam seguir as etapas descritas anteriormente. A PA deve ser averiguada com intervalo de poucos minutos até a chegada da equipe especializada, se for o caso, o que pode acontecer quando, por exemplo, o aluno demorar para voltar de um desmaio.

2.4 Hipoglicemia e hiperglicemia

A hipoglicemia é uma condição causada por um nível muito baixo de glicose no sangue (geralmente abaixo de 100 mg/dL), sendo que esta é a principal fonte de energia do corpo. Não configura uma doença em si, mas serve como indicador de um problema de saúde. A hipoglicemia está frequentemente relacionada ao tratamento de diabetes *mellitus* (DM). Segundo Ferreira Neta et al. (2017, p. 59), "A hipoglicemia é, de fato, o mais frequente efeito secundário do tratamento da DM e o principal obstáculo para a otimização do controle glicêmico". Os sinais e sintomas da hipoglicemia ocorrem em virtude "da descarga de adrenalina do sistema nervoso autonômico e neuroglicopênia", podendo ser provocada por vários fatores, entre eles "o erro na dose de insulina, mudanças de medicação, alteração no local de aplicação da insulina, não ingestão de alimento, aumento do tempo e intensidade do exercício e diminuição da necessidade de insulina após a saída de situação de estresse" (Ferreira Neta et al., 2017, p. 59).

Na maioria dos casos, não será preciso chamar o serviço especializado, por isso é difícil estimar o número de ocorrências.

Porém, de acordo com Ferreira Neta et al. (2017), há evidências de que a hipoglicemia acomete de 24 a 60% dos indivíduos com DM. O tratamento destinado a esse tipo de situação envolve passos rápidos a fim de restituir a normalidade do nível de açúcar no sangue, seja com alimentos ou bebidas com alto teor de açúcar, seja com medicamentos. O tratamento a longo prazo requer identificar e tratar a causa subjacente da hipoglicemia.

A hipoglicemia é mais comum nos pacientes com diabetes tipo 1 e menos frequente naqueles com diabetes tipo 2. Observe, na Figura 2.15, a resposta fisiológica ao exercício aeróbio no indivíduo com e sem diabetes.

Figura 2.15 Resposta fisiológica ao exercício físico em indivíduos com e sem diabetes

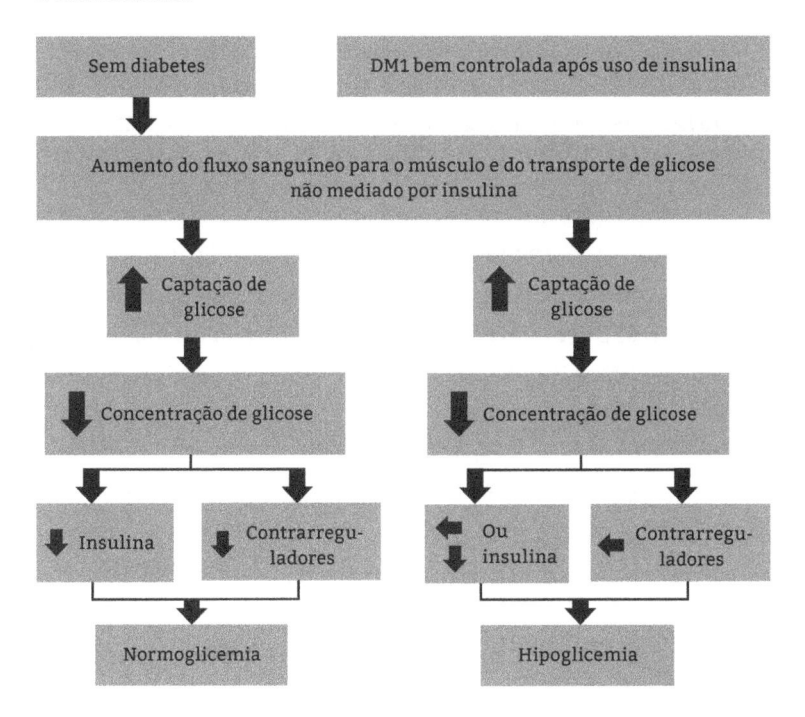

```
┌─────────────────┐        ┌──────────────────────────────────┐
│  Sem diabetes   │        │ DM1 bem controlada após uso de insulina │
└────────┬────────┘        └──────────────────────────────────┘
         │                                    │
         ▼                                    ▼
┌──────────────────────────────────────────────────────────────┐
│ Aumento do fluxo sanguíneo para o músculo e do transporte    │
│            de glicose não mediado por insulina               │
└──────────────────────────────────────────────────────────────┘
         │                                    │
         ▼                                    ▼
   ↑ Captação de glicose              ↑ Captação de glicose
         │                                    │
         ▼                                    ▼
   ↓ Concentração de glicose          ↓ Concentração de glicose
       │        │                          │         │
       ▼        ▼                          ▼         ▼
   ↓ Insulina  ↓ Contrarregu-       Ou insulina   ↓ Contrarregu-
               ladores                              ladores
         │                                    │
         ▼                                    ▼
   Normoglicemia                         Hipoglicemia
```

Fonte: Robertson et al., 2014, citados por Sociedade Brasileira de Diabetes, 2015, p. 14.

Nos pacientes diabéticos, de acordo com a Sociedade Brasileira de Diabetes (2015, p. 14), "devido à falência do mecanismo adaptativo na secreção de insulina diante dos exercícios aeróbicos e anaeróbicos, pode ocorrer hipoglicemia ou hiperglicemia". Ocorre uma limitação da "produção de glicose hepática, favorecendo a ocorrência de hipoglicemia" durante a realização do exercício aeróbico, assim como a "diminuição da resposta contrarregulatória (glucagon e catecolaminas)" (Sociedade Brasileira de Diabetes, 2015, p. 14).

Em contraste, durante o exercício anaeróbico em indivíduos com DM1, o aumento de catecolaminas e a perda da regulação com a elevação compensatória de insulina no final do exercício vigoroso fazem crescer a produção hepática de glicose e limitam a disponibilização de glicose ao sistema musculoesquelético, o que provoca a tendência de aumento dos níveis de glicose circulante e o risco de ocorrência de hiperglicemia. É importante ressaltar que muitos exercícios mesclam ambas as características (aeróbicas e anaeróbicas). (Sociedade Brasileira de Diabetes, 2015, p. 14)

Níveis de glicemia abaixo de 70 mg/dL devem ser considerados como limite. Essa baixa na quantidade de açúcar no sangue pode ocorrer em virtude de jejum, da utilização de hipoglicemiantes orais e/ou insulina e também da suspensão abrupta de corticoides (Bruning; Kalil; Mahmud, 2013). A prática regular de exercício físico contribui no sentido de promover bons resultados no controle do diabetes *mellitus* tipo 2 (DM2), podendo contribuir para a redução dos níveis de glicemia. Ferreira neta et al. (2017, p. 59) defendem que as "Recomendações referentes ao consumo alimentar, automonitorização e ajuste na dose da medicação, devem ser realizadas de maneira individualizada, e sempre consideradas quando o exercício físico for prescrito ou indicado ao paciente com DM". Contudo, apesar dos benefícios do exercício físico como parte do tratamento de DM, o treinamento físico deve ser elaborado de acordo com o perfil e necessidade de cada indivíduo, evitando-se, dessa forma, maiores complicações. O Quadro 2.3 apresenta alguns sinais e sintomas de hipoglicemia.

Quadro 2.3 Sinais e sintomas de hipoglicemia

Autonômicos	Neurogênicos (neuroglicopênicos)
Surgem, em geral, no caso de níveis de glicose ≤ 70 mg/dL	Surgem com a queda mais acentuada da glicose
Taquicardia.	Visão turva.
Sudorese.	Fadiga.
Fome.	Dificuldade de raciocínio.
Nervosismo.	Perda de controle motor.
Cefaleia.	Agressividade.
Tremores.	Convulsão.
Tonteira.	Perda de consciência.
Relacionados à liberação de adrenalina e acetilcolina.	Relacionados ao sofrimento neuronal por deprivação de glicose.

Fonte: Sociedade Brasileira de Diabetes, 2015, p. 20.

Como estratégia para prevenir a hipoglicemia, a Sociedade Brasileira de Diabetes (2015) sugere que seja feita a monitoração glicêmica (MG), a ingestão de carboidratos e o ajuste de insulina, conforme apresentado no Quadro 2.4.

Quadro 2.4 Estratégias para prevenir a hipoglicemia

Estratégia	Conduta
Monitoração glicêmica (MG)	<ul><li>Medir antes, durante e após o exercício físico (EF).</li><li>Se duração maior que 30-60 min.</li><li>Medir de 2 a 3 vezes ANTES, em intervalos de 30 min (ver tendência antes de começar).</li></ul>

(continua)

(Quadro 2.4 – conclusão)

Estratégia	Conduta
Monitoração glicêmica (MG)	▪ Se possível, medir a cada 30 min durante o EF. ▪ Se EF em calor ou frio extremos ou que envolva maior risco: intensificar mais a MG. ▪ Se histórico de hipo tardia: medir a cada 2-4h após EF. ▪ Se hipo noturna, medir antes de dormir, 1 vez durante a madrugada e ao acordar.
Ingestão de carboidratos	**Antes:** depende da glicemia, em geral, necessária se glicemia <100 mg/dL. **Durante:** a. Se sessão >60 min., especialmente se insulina prévia não foi reduzida pelo menos 50%. b. Se EF durante pico de ação da insulina, mais CHO pode ser necessário. **Após:** programar lanche ou refeição após o treino.
Ajuste de insulina ▪ Importante se a intensidade for de moderada a intensa/muito intensa em treinos por >30 min). ▪ O médico deve determinar junto com o atleta a melhor estratégia a ser adotada.	**1. Bomba de insulina** a. ↓ basal em 20-50% 1 a 2h antes do EF. b. ↓ *bolus* em até 50% na refeição anterior. c. Suspender ou desconectar a bomba no início do EF. Bombas não podem ser desconectadas ou suspensas no EF por >60 min. sem insulina suplementar. **2. Múltiplas doses de insulina** Reduzir a dose de *bolus* em até 50% na refeição anterior. **3. Hipoglicemia noturna** Reduzir a dose de *bolus* da refeição noturna em 50%.

Fonte: Riddell et al., 2006, citados por Sociedade Brasileira de Diabetes, 2015, p. 21-22.

Portanto, é fundamental manter o monitoramento e o acompanhamento médico. O professor e o profissional de educação física devem ficar atentos a possíveis sinais e sintomas apresentados pelos alunos.

Cabe considerar também o hiperinsulinismo, que consiste em uma quantidade elevada de insulina no sangue, podendo ocorrer quando uma pessoa com diabetes injeta muita insulina. O principal sintoma é a hipoglicemia, pois o excesso de insulina estimula a alta absorção de glicose pelas células do corpo. A hipoglicemia resultante estimula a secreção de epinefrina, glucagon e hormônio do crescimento e, como consequência, podem ocorrer ansiedade, sudorese, tremor, aumento da frequência cardíaca, fome e fraqueza. Quando a glicose no sangue sofre quedas, as células cerebrais são privadas do fornecimento constante de glicose, de que precisam para funcionar de forma eficaz. A hipoglicemia severa leva à desorientação mental e à ocorrência de convulsões, inconsciência e choque. Um indivíduo com DM que apresente hiperglicemia ou hipoglicemia pode ter sintomas semelhantes, como convulsões, e até chegar ao estado de coma. Por isso é tão importante o reconhecimento da situação e o encaminhamento rápido para o serviço especializado.

A hiperglicemia e os distúrbios no metabolismo de carboidratos, proteínas e gorduras aparecem nos casos de DM, visto que se trata de "um transtorno metabólico de etiologias heterogêneas [...] resultantes de efeitos da secreção e/ou da ação da insulina" (Brasil, 2013).

A Sociedade Brasileira de Diabetes (2015, p. 10) informa que

> *A diminuição da insulina durante a atividade física é fundamental para a plena resposta glicogenolítica ao exercício; experimentalmente, quando a redução dos níveis de insulina é eliminada, o aumento da produção endógena de glicose diminui 50%. Esse efeito sobre o glicogênio é importante para manter a glicose estável durante o exercício físico aeróbico, já que, aumentando-se a sensibilidade à insulina e o gasto energético,*

haveria tendência à hipoglicemia, o que na prática não ocorre pela ação dos hormônios contrarreguladores. No exercício de alta intensidade (>80% $VO_{2máx}$), pelo contrário, os níveis de adrenalina e noradrenalina aumentam até 15 vezes em relação ao valor basal, e a produção de glicose se eleva até sete vezes durante o exercício anaeróbico. De forma compensatória, nos indivíduos sem diabetes, os níveis de insulina dobram logo após uma sessão de exercício físico de alta intensidade, fazendo com que a glicemia retorne ao normal em até 60 minutos. No indivíduo com DM1, no qual a insulina não aumenta, pode haver hiperglicemia após exercício de alta intensidade.

No caso de hiperglicemia, o indivíduo deve utilizar a insulina, conforme recomendação médica. Em pessoas com diabetes *mellitus* tipo 1 (DM1) "em privação de insulina por 12 a 48 horas ou que usam dose aquém do necessário (por exemplo, omissão de dose) e apresentam hiperglicemia e cetose, o exercício físico (EF) pode piorar a hiperglicemia, agravando a cetose e a desidratação" (Sociedade Brasileira de Diabetes, 2015, p. 19). Logo, nesses casos, o exercício físico deve ser adiado até a normalização dos níveis glicêmicos.

Portanto, é essencial que o professor e o profissional de educação física tenham informações básicas sobre a saúde de cada aluno, as quais podem ser obtidas em uma avaliação física inicial, de modo a estarem mais bem preparados para lidar com alunos que sofrem de glicemia alta ou baixa. Vale ressaltar, por fim, que um estilo de vida ativo e saudável contribui para a manutenção dos níveis glicêmicos. Porém, os efeitos benéficos do exercício não são imediatos e dependem de prática regular e de um planejamento adequado.

III *Síntese*

Vimos, neste capítulo, alguns conceitos importantes relacionados à emergência clínica e aos procedimentos a serem realizados em determinadas situações. Primeiramente, abordamos a PCR e a RCP, destacando que, em primeiros socorros e até a chegada da equipe especializada, cada passo é importante e decisivo. Por isso, mostramos que é fundamental conhecer quais são os sinais vitais e como verificá-los, sendo igualmente necessário saber a sequência de ações na prestação dos primeiros socorros, incluindo a ligação para o serviço especializado. Vimos também o uso de um aparelho útil durante a PCR: o DEA, equipamento que realiza a análise do ritmo elétrico cardíaco, indicando ou não a necessidade do choque em vítimas de PCR.

Na sequência, discutimos o que fazer para prevenir afogamentos e descrevemos as peculiaridades de cada ambiente aquático (praia, piscina e rio) e a forma de socorro prestado nesse tipo de acidente. Outras condições que podem ocorrer a qualquer indivíduo, também durante a atividade física, são a vertigem, a síncope e o desmaio, cujos conceitos igualmente foram apresentados. Finalizamos o capítulo abordando a hipoglicemia e a hiperglicemia, suas possíveis causas e a importância de chamar o socorro o mais rápido possível.

Atividades de autoavaliação

1. Com relação à RCP, a frequência de compressões para um indivíduo não socorrista deve ser de:
   a) 100 a 120 por minuto.
   b) 120 a 140 por minuto.
   c) 70 a 80 por minuto.
   d) 80 a 90 por minuto.
   e) 6 a 70 por minuto.

2. O DEA é um aparelho utilizado em caso de:
   a) hemorragia.
   b) PCR.
   c) fratura.

d) insolação.
e) obstrução de vias aéreas.

3. Sobre o uso do DEA, assinale a alternativa que apresenta a posição correta das pás desse aparelho:
   a) Uma pá deve ser colocada no lado inferior direito do peito e a outra na região inframamária à esquerda.
   b) Uma pá deve ser colocada no lado superior direito do peito e a outra na região supramamária à esquerda.
   c) Uma pá deve ser colocada no lado superior direito do peito e a outra na região inframamária à esquerda.
   d) Utiliza-se apenas uma pá no lado superior direito do peito.
   e) Utiliza-se apenas uma pá na região inframamária à esquerda.

4. Observe a imagem a seguir:

Figura 2.16 Elevação de membros inferiores

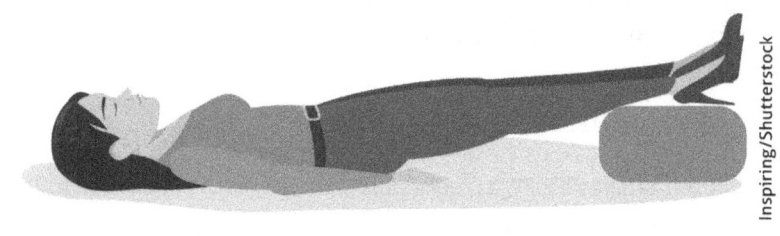

Considerando-se a imagem e os conteúdos abordados neste capítulo, é correto afirmar que essa posição é recomendada para vítimas que apresentam:
   a) PCR.
   b) obstrução das vias aéreas.
   c) fratura da tíbia direita.
   d) vertigem.
   e) miose.

5. Em caso de afogamento, devem ser realizados alguns procedimentos fora da água, pois o socorro na água e o transporte da vítima para fora dela podem ser feitos somente por pessoas treinadas. Desse modo, é correto afirmar:

   a) Em caso de vertigem, realiza-se a RCP; se possível, deve-se manter a vítima seca e aquecida; detalhes sobre a temperatura corporal e o tempo pelo qual a vítima permaneceu na água são importantes para informar aos socorristas.

   b) Em caso de hipoglicemia, realiza-se a RCP; se possível, deve-se manter a vítima seca e aquecida; detalhes sobre a temperatura corporal e o tempo pelo qual a vítima permaneceu na água são importantes para informar aos socorristas.

   c) Em caso de RCP, realiza-se a PCR; se possível, deve-se manter a vítima molhada e fria; detalhes sobre a temperatura corporal e o tempo pelo qual a vítima permaneceu na água são importantes para informar aos socorristas.

   d) O socorro por leigo pode ser feito tanto dentro quanto fora da água, pois esse tipo de acidente não oferece riscos.

   e) Em caso de PCR, realiza-se a RCP; se possível, deve-se manter a vítima seca e aquecida; detalhes sobre a temperatura corporal e o tempo pelo qual a vítima permaneceu na água são importantes para informar aos socorristas.

Atividades de aprendizagem

Questões para reflexão

1. Escolha um local com piscina e fique atento à sinalização e à presença de responsáveis (pais, salva-vidas). Observe se os usuários respeitam as regras de segurança. Após essa observação, reflita sobre os fatores de risco encontrados, bem como sobre a importância desse tipo de conhecimento para o professor e profissional da área de educação física.

2. Procure um local onde exista um DEA. Observe se ele está disponível e é de fácil acesso para uso caso aconteça alguma situação em que se faça necessário. Depois de realizar suas constatações, reflita sobre os fatores de risco encontrados diante da situação observada.

Atividade aplicada: prática

1. Considerando a necessidade de prática para a realização da RCP, sugerimos que você, utilizando uma pilha de colchonetes, proceda à execução das etapas de RCP. Fique atento à posição dos membros superiores e mantenha sempre o cotovelo em extensão. Com relação à frequência, faça aproximadamente 7 ciclos de 30, a cada 2 minutos.

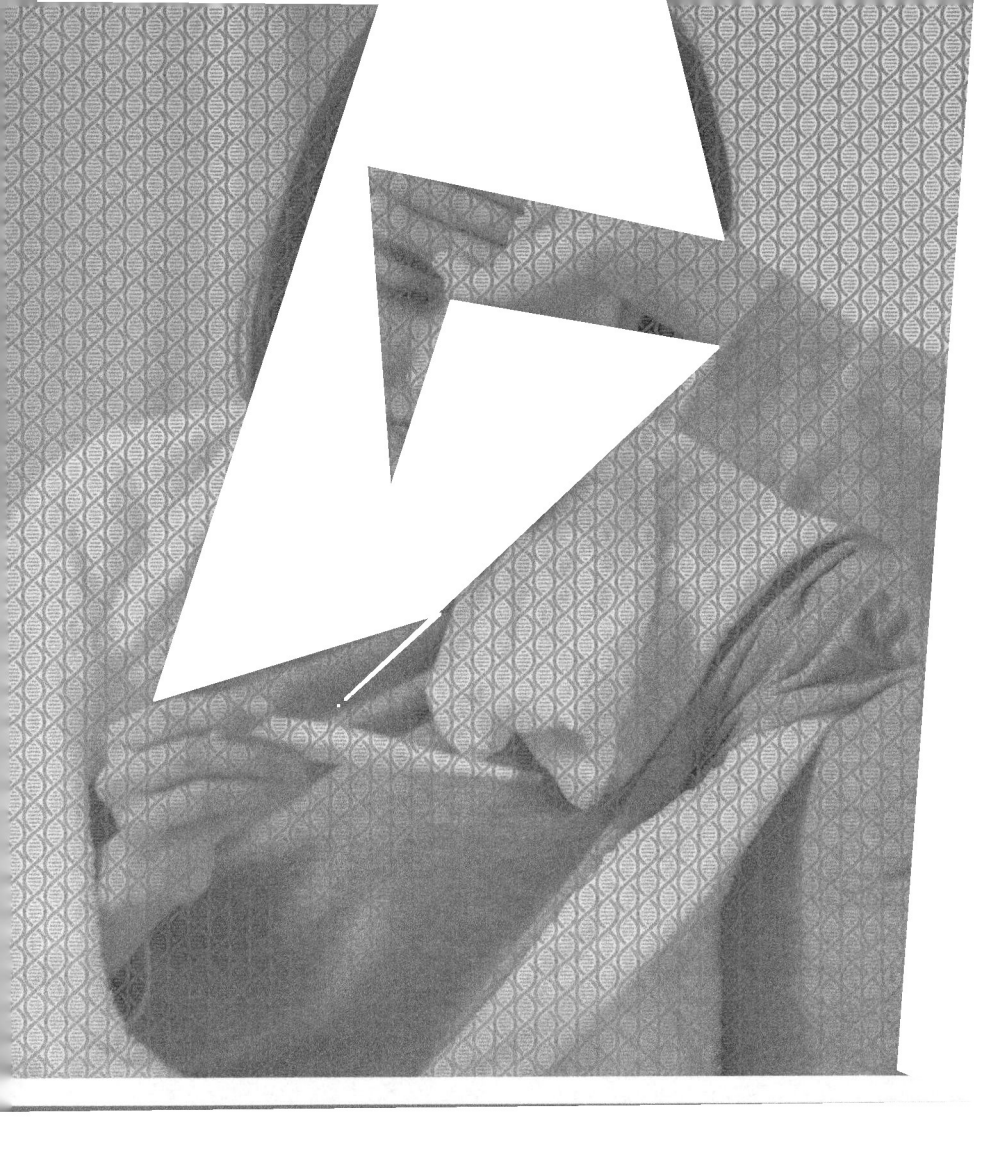

Urgências e emergências clínicas: outros tipos de ocorrências

O **organismo** humano apresenta sistemas que mantêm a temperatura central em uma constante. Porém, em algumas situações, essa temperatura corporal sofre alteração. No início deste capítulo, trataremos de febre, hipertermia e hipotermia, suas principais causas e os procedimentos a serem realizados em um primeiro atendimento. Na sequência, abordaremos fatores como insolação, intermação e *frostbite* (queimadura de frio), tanto em relação às possibilidades de prevenção quanto no que se refere às suas possíveis causas, buscando identificar o risco e descrever como agir nessas situações. Versaremos igualmente sobre a desidratação, que é caracterizada pela redução na concentração de água e sais minerais no organismo. Veremos que muitos desses comprometimentos físicos podem ser evitados com ações simples.

Na continuidade do capítulo, mostraremos o que se deve fazer em caso de convulsão, que corresponde a uma série de contrações involuntárias, com ou sem perda de consciência. Por fim, trataremos dos traumas abdominal e ocular no que concerne à prevenção, às suas possíveis causas e às maneiras de agir caso eles ocorram. Afinal, quanto maior o conhecimento sobre cada uma dessas ocorrências, maior a compreensão necessária para a elaboração das práticas de atividades físicas de forma preventiva.

3.1 Febre, hipertermia e hipotermia

Você já prestou atenção em como seu corpo reage às mudanças de temperatura? Já se perguntou se a temperatura que ele mantém é constante? Afinal, como funciona o controle do calor em nosso corpo? Vamos às respostas.

O hipotálamo integra e controla os sistemas de termorregulação, funcionando como um termostato do corpo. Ao perceber que a temperatura do sangue está acima do normal, direciona o sistema nervoso autônomo para que estimule atividades que ocasionem perda de calor. Ao contrário, quando percebe a temperatura do sangue abaixo do normal, direciona os mecanismos para a produção e retenção de calor (Tortora; Derrickson, 2016).

Em condições normais, a temperatura corporal central consegue manter-se constante graças aos mecanismos de regulação e manutenção da temperatura. O ambiente sofre alterações de temperatura ao longo do dia, mas o corpo humano apresenta pequenas oscilações, isso porque existem mecanismos responsáveis por manter a quantidade de calor regulada. De acordo com Tortora e Derrickson (2016), pode-se afirmar que a temperatura central corresponde à das estruturas corporais profundas, enquanto a temperatura superficial é aquela verificada na pele e em camadas mais superficiais.

A pele é um órgão que contribui para a termorregulação, pois, em algumas condições, como durante a prática de exercícios, ocorre um aumento da temperatura e da produção de suor, o que eleva a evaporação do suor para a superfície da pele, com o objetivo de baixar a temperatura corporal. Observe que a Figura 3.1 mostra a dilatação dos vasos na derme, aumentando, assim, a quantidade de perda de calor do corpo. Po outro lado, em temperaturas baixas, ocorre a diminuição da produção de suor, a fim de ajudar a reter o calor. Para tanto, os vasos sanguíneos da pele fazem vasoconstrição, o que contribui para reduzir a perda de calor do corpo. Além disso, ocorre a piloereção, que são os chamados "arrepios", como mostra a Figura 3.1.

Figura 3.1 Hipotálamo: termorregulação

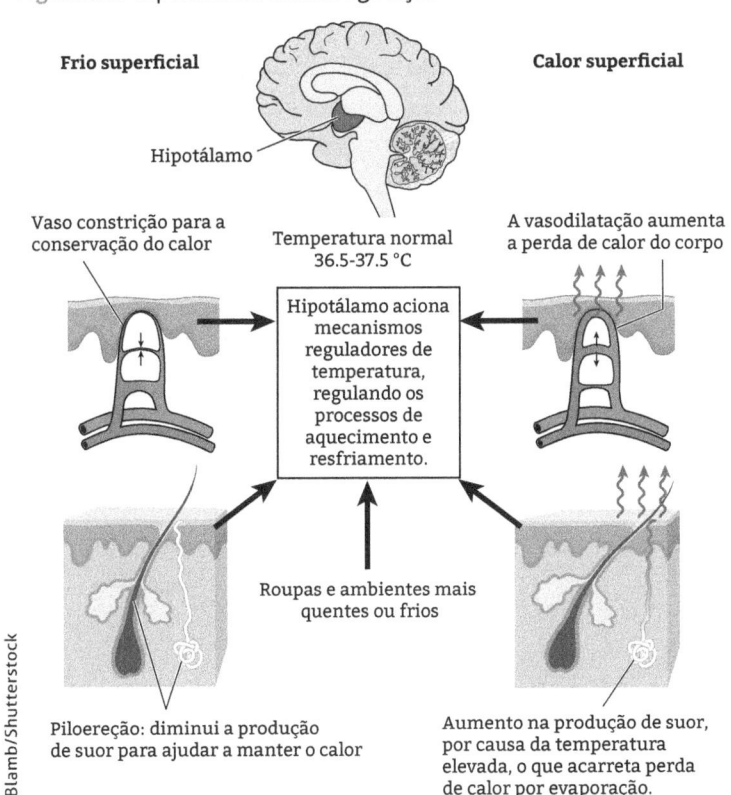

Frio superficial — Hipotálamo — **Calor superficial**

Vaso constrição para a conservação do calor

Temperatura normal 36.5-37.5 °C

A vasodilatação aumenta a perda de calor do corpo

Hipotálamo aciona mecanismos reguladores de temperatura, regulando os processos de aquecimento e resfriamento.

Roupas e ambientes mais quentes ou frios

Piloereção: diminui a produção de suor para ajudar a manter o calor

Aumento na produção de suor, por causa da temperatura elevada, o que acarreta perda de calor por evaporação.

Blamb/Shutterstock

Você pode estar se perguntando: O que acontece se houver uma grande alteração na temperatura central? Caso a temperatura central fique muito alta, pode provocar desnaturação[1] das proteínas do organismo; por outro lado, se muito baixa, pode causar arritmia cardíaca, podendo levar até mesmo à morte. Considerando-se que, quanto maior a temperatura do corpo, maior a taxa metabólica, alguns fatores podem afetar tanto a taxa metabólica quanto a produção de calor, quais sejam:

- Exercício físico: durante a prática de exercícios físicos, ocorre um aumento da taxa metabólica; do mesmo modo, em uma situação estressante, ocorre um estímulo do sistema simpático, fazendo com que os neurônios pós-ganglionares liberem noradrenalina (NE) e "estimulem a liberação dos hormônios epinefrina e noradrenalina pela medula adrenal. Tanto a epinefrina quanto a noradrenalina aumentam a taxa metabólica das células do corpo" (Tortora; Derrickson, 2016, tradução nossa).
- Hormônios: os hormônios da tireoide são os principais reguladores da taxa metabólica basal. Outros hormônios com menor efeito são a testosterona, a insulina e o hormônio do crescimento. Vale lembrar que a temperatura também aumenta durante a fase lútea do ciclo menstrual.
- Ingestão de alimentos: a ingestão de alimentos aumenta a taxa metabólica.
- Idade: a taxa metabólica em uma criança é mais alta do que em um idoso, por exemplo.

---

[1] A desnaturação ocorre quando moléculas biológicas (é comum acontecer com proteínas) perdem suas funções em virtude de temperaturas altas, alterações no PH ou outras condições que provoquem mudanças no ambiente.

Em virtude do sistema termorregulador, a temperatura central de nosso corpo tende a ser constante, mesmo quando estamos em ambiente frio ou quente. Em algumas situações, como durante a prática de exercícios e na ovulação, a temperatura aumenta. O hipotálamo recebe informações pelas vias aferentes (sensibilidade) e envia a resposta pelas vias eferentes (motora); assim, ele coordena os sistemas de forma que o corpo mantenha um equilíbrio entre produção e perda de calor.

Laganá, Faro e Araujo (1992, p. 174) explicam que "Um mesmo indivíduo sofre variações ao longo do dia e em diferentes locais do corpo. Desta forma as pessoas devem ter seu padrão individual de avaliação da temperatura corporal". Portanto, existem as oscilações normais da temperatura corporal, por exemplo, em virtude do ciclo circadiano (que será abordado em mais detalhes no Capítulo 6). Segundo os autores, o ritmo circadiano individual "é produzido por um sistema de marcapasso endógeno modulado por fatores exógenos (iluminação, exercício extenuante, alimentação e temperatura ambiente). Habitualmente os pontos mínimos são no início da manhã e os pontos máximos no final da tarde ou início da noite" (Laganá; Faro; Araujo, 1992, p. 175).

No entanto, existem algumas condições que podem provocar o aumento ou a diminuição da temperatura corporal a ponto de haver necessidade de prestar os primeiros socorros. Quando a temperatura está acima do normal, pode configurar hipertermia ou febre; quando está abaixo do normal, trata-se de hipotermia. Vejamos a diferença entre esses estados no Quadro 3.1.

Quadro 3.1 Hipertermia, febre e hipotermia

Hipertermia	Aumento da temperatura corporal não patológica, acima dos níveis considerados normais, podendo ocorrer após exercícios físicos ou emoções intensas.
Febre	Aumento da temperatura corporal acima dos níveis considerados normais, causado por doença. A febre é um sinal[2] e não uma doença.
Hipotermia	Temperatura corporal abaixo dos níveis considerados normais.

Fonte: Elaborado com base em Laganá; Faro; Araujo, 1992.

Sendo a febre uma condição na qual a temperatura corporal encontra-se acima do normal, ela pode ser causada por pirogênios, produtos do metabolismo (bactérias e fungos, por exemplo) responsáveis por provocar alteração no centro de regulação da temperatura no hipotálamo, tendo como consequência o aumento da temperatura corporal. Alguns pirogênios podem atuar direta e imediatamente no hipotálamo; outros o atacam de maneira indireta, podendo levar horas até causar o aumento da temperatura. O aumento da temperatura corporal também pode ocorrer em virtude de procedimentos cirúrgicos na área do hipotálamo ou quando existe uma compressão do hipotálamo, causada, por exemplo, por um tumor cerebral (Guyton; Hall, 2010). Ainda, as condições ambientais, como exposição prolongada ao sol forte, o que pode resultar em insolação, também elevam a temperatura. Na Tabela 3.1, estão relacionados os valores de referência da temperatura axilar.

[2] O sinal se comporta como um dado objetivo, que pode ser medido e percebido por outra pessoa (por exemplo, a temperatura, que pode ser medida com o termômetro), enquanto os sintomas correspondem às queixas referidas pelo paciente (por exemplo, dor).

Tabela 3.1 Valores de referência para medição de temperatura

Estado	Temperatura
Hipotermia	Abaixo de 35 °C
Afebril	36,1 a 37,2 °C
Febril	37,3 a 37,7 °C
Febre/Hipertermia	37,8 a 38,9 °C
Pirexia	39 a 40 °C
Hiperpirexia	Acima de 40 °C

Fonte: Elaborado com base em HU-UFSC, 2017.

Agora que já vimos algumas possíveis causas do aumento da temperatura corporal, vamos destacar alguns cuidados que devem ser tomados durante as aulas de Educação física e/ou prática de exercícios físicos.

3.1.1 Cuidados necessários com a temperatura durante a realização de atividades físicas

Vejamos aqui alguns casos reais e práticos, a fim de esclarecer como agir em situações em que haja alteração de temperatura. Primeiramente, caso o aluno relate mal-estar e/ou dor, é importante averiguar a temperatura corporal. Se estiver acima do normal, ele deve ser encaminhado ao serviço de saúde, para que a causa seja identificada e se tomem as devidas medidas para restabelecer a temperatura. Todavia, cabe ao professor e ao profissional de educação física, ao propor uma atividade ao ar livre, em um dia/horário com sol forte (temperatura alta), assegurar que os alunos utilizem equipamentos de proteção, como bonés, e que se hidratem de forma adequada. Ainda, é recomendado que não permaneça muito tempo com os alunos em um ambiente extremamente quente, sobretudo sem intervalos. Assim, sempre que possível, é preciso alternar com atividades em um local mais fresco e com sombra. Vale lembrar que atividades em ambientes abertos nos horários com sol forte podem levar a uma insolação. Caso algum aluno apresente mal-estar, deve-se deixá-lo na sombra e oferecer água, tanto para tomar como para lavar o rosto, a fim de se refrescar.

Quando se constata o aumento da temperatura corporal, enquanto se aguarda o encaminhamento ao serviço de saúde, é importante que o aluno permaneça em local fresco e beba líquidos (água fresca, de preferência). O instrumento utilizado para medir a temperatura é o termômetro, que pode ser digital (Figura 3.2) ou de mercúrio (Figura 3.3).

Figura 3.2 Termômetro digital

Lipskiy/Shutterstock

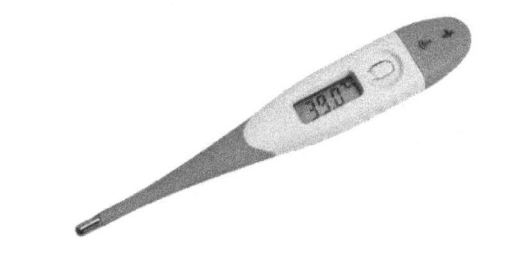

Figura 3.3 Termômetro de mercúrio

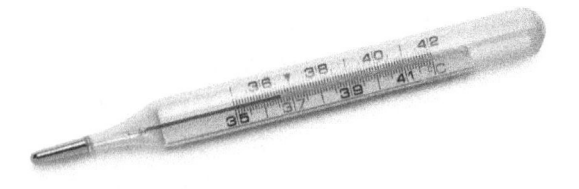

Garsya/Shutterstock

Qualquer dos aparelhos deve ser limpo a cada utilização. O termômetro digital possibilita uma visualização mais simples da temperatura medida. O modelo de mercúrio, como o próprio nome já indica, é composto por uma faixa de mercúrio em seu interior, o qual se dilata com o calor, permitindo, assim, aferir com precisão a temperatura do corpo. Porém, é menos simples que o digital porque é preciso ficar atento à coluna de mercúrio, que deve estar baixa antes de se utilizar o termômetro, devendo-se, para tanto, segurar o aparelho do lado oposto do bulbo e agitá-lo. O termômetro pode ser utilizado em três locais para medição: axila, boca e reto. Na prática da educação física, os profissionais costumam aferir a temperatura pela axila. Para isso, deve-se colocar o lado do bulbo na axila do aluno (direto na pele, por baixo da roupa), deixar 3 minutos e observar o valor diretamente no termômetro digital; caso se esteja utilizando o termômetro de mercúrio, deve-se verificar até onde subiu a coluna de mercúrio. Enquanto o aluno estiver sob a responsabilidade do professor, este deve acompanhar a medição e anotar os valores obtidos.

Também pode ocorrer a diminuição da temperatura abaixo dos valores considerados normais, estado chamado de *hipotermia*. A hipotermia, que se caracteriza quando a temperatura marca abaixo de 35 °C, pode ter como causa: (a) as próprias condições ambientais, como imersão em água gelada; (b) o uso de drogas, como álcool e antidepressivos; (c) queimaduras em grandes áreas do corpo, entre outras. A pessoa com hipotermia pode sentir tremores, apresentar rigidez muscular, perda de movimento espontâneo e, em casos mais graves, pode ir a óbito. Outra possível causa de hipotermia é a hemorragia. O professor deve ficar atento em relação a possíveis lesões decorrentes de atividades físicas. Caso o aluno apresente sinais de hipotermia, é imprescindível mantê-lo aquecido com roupas secas e averiguar os sinais vitais. Uma hemorragia pode ser interna ou externa; assim, os sinais vitais são um bom indicador das condições em que a vítima se encontra.

A diminuição da temperatura, associada ao suor frio e abundante, bem como a pupilas dilatadas e ao pulso fraco e rápido, pode ser indicativo de choque hipovolêmico. Nesse caso, enquanto se aguarda orientação do socorro, deve-se manter a vítima em decúbito dorsal, com os membros inferiores elevados. Ainda, conforme já mencionado, a pessoa deve ficar sempre aquecida, com roupas secas e em estado de repouso, sem que faça movimentos bruscos. Por fim, não devem ser dados líquidos ou alimentos para a vítima.

Preste atenção!

Você sabe o que é choque hipovolêmico?

Primeiramente, cabe observar que o choque é uma falha do sistema cardiovascular em fornecer oxigênio (O_2) e nutrientes suficientes para atender às necessidades metabólicas celulares. As causas do choque são muitas e variadas, mas todas podem ser caracterizadas por uma inadequação do fluxo sanguíneo em direção aos tecidos do corpo. Com a entrega inadequada de oxigênio, as células trocam a produção de ATP aeróbica por anaeróbica, e o ácido lático se acumula em fluidos corporais. Se o choque persistir, as células e os órgãos ficarão comprometidos, com isso as células poderão morrer, a menos que o tratamento adequado comece rapidamente.

No caso de choque hipovolêmico, uma causa comum é a hemorragia aguda (súbita). A perda de sangue pode ser externa, como em determinados traumas, ou interna, como na ruptura de um vaso, por causa traumática ou não traumática. A perda de fluidos corporais através de transpiração excessiva, diarreia ou vômito também pode provocar choque hipovolêmico. Independente da causa, quando o volume de fluidos corporais cai em grandes proporções, o retorno venoso ao coração diminui, bem como seu enchimento e o débito cardíaco.

Se você presenciar uma situação de choque hipovolêmico, chame o socorro o mais rápido possível. Enquanto a equipe especializada não chega, mantenha a vítima calma, em decúbito dorsal com elevação de membros inferiores (lembrando que, ao ligar para o socorro especializado, haverá uma orientação específica para cada situação).

Há outra possível causa para a diminuição da temperatura: a permanência em locais com temperaturas muito baixas, sem a utilização de vestuário adequado. A hipotermia, nesse caso, pode ser prevenida com o uso de roupas, calçados e acessórios apropriados. Temperatura corporal abaixo de 35°C coloca a vítima em situação de risco, ocasionando complicações e até mesmo a morte, no caso de os valores diminuírem por um período prolongado.

Como buscamos deixar claro mais uma vez, o planejamento, aliado à observação e ao controle constante da atividade proposta, pode evitar as situações extremas, que coloquem os alunos em alto risco. A boa hidratação e o cuidado com as vestimentas e calçados adequados também são importantes para a prevenção. O melhor é sempre atentar para o ambiente, a atividade e os cuidados necessários.

3.2 Insolação, intermação e queimadura de frio

O limite do corpo humano para tolerar temperaturas mais altas depende, em grande parte, da quantidade de umidade do ar, isto é, se o ar está mais seco, o organismo vai promover suor/evaporação e, assim, uma pessoa consegue suportar temperaturas altas por mais tempo. Ao contrário, se o ar está muito umidificado ou se o indivíduo se encontra imerso na água, a temperatura corporal tende a subir à medida que a temperatura ambiente sobe (Guyton, 2010). Portanto, embora seja frequente associar a insolação com ambientes quentes e secos, ela também pode ocorrer em ambientes úmidos.

A intermação, condição semelhante à insolação mas diferente dela, é causada quando o indivíduo permanece por um período em local excessivamente quente, úmido e pouco arejado. Assim, se a pessoa estiver em um ambiente quente e muito úmido, sua temperatura corporal tende a se elevar, ou seja, ela tende a acumular calor e, com isso, a evaporação cutânea vai ficando comprometida à medida que a temperatura do ambiente sobe (Guyton, 2010). Desse modo, sem ventilação e sem evaporação corporal (suor), o resfriamento torna-se difícil. A insolação, por seu turno, também se caracteriza como uma condição séria provocada pelo calor intenso e pela exposição ao sol. Como na intermação, há uma falha no mecanismo de transpiração impedindo o corpo de se resfriar. Porém, a intermação é considerada mais grave que a insolação, visto que decorre desta.

Quando a temperatura corporal ultrapassa 40 °C, aliada a dificuldades no mecanismo de transpiração, que auxiliariam na queda da temperatura, o risco de ocorrer uma insolação é grande e a pessoa pode apresentar uma ou mais das condições a seguir: aumento da frequência cardíaca; pele seca, avermelhada; vertigem; dores abdominais; vômito; dispneia; perda da consciência. Alguns minutos de temperatura corporal muito alta podem levar a danos cerebrais sérios e até à morte, por isso o socorro deve ser imediato.

A insolação, como se sabe, pode ocorrer em virtude de uma exposição direta e prolongada ao sol. A Figura 3.4 apresenta alguns exemplos de condições que aumentam o risco de insolação, como praticar exercícios físicos extenuantes em ambientes muito quentes; usar roupas inadequadas, quentes, grossas, principalmente no calor; deixar de hidratar-se ou hidratar-se em quantidade inadequada para a atividade e a condição ambiental. Mas você pode estar se perguntando: Como evitar que a insolação aconteça? Sempre que possível, deve-se optar por fazer atividades físicas em horários com o sol mais brando; as roupas devem estar adequadas à atividade e às condições ambientais, usar acessórios como bonés e chapéus, para se proteger do sol, e roupas leves, caso se trate de um ambiente muito quente, é importante. Além disso, deve-se manter a hidratação corporal e, depois da atividade, tomar uma ducha ou banho com água fresca, se possível.

Figura 3.4 Infográfico sobre a insolação

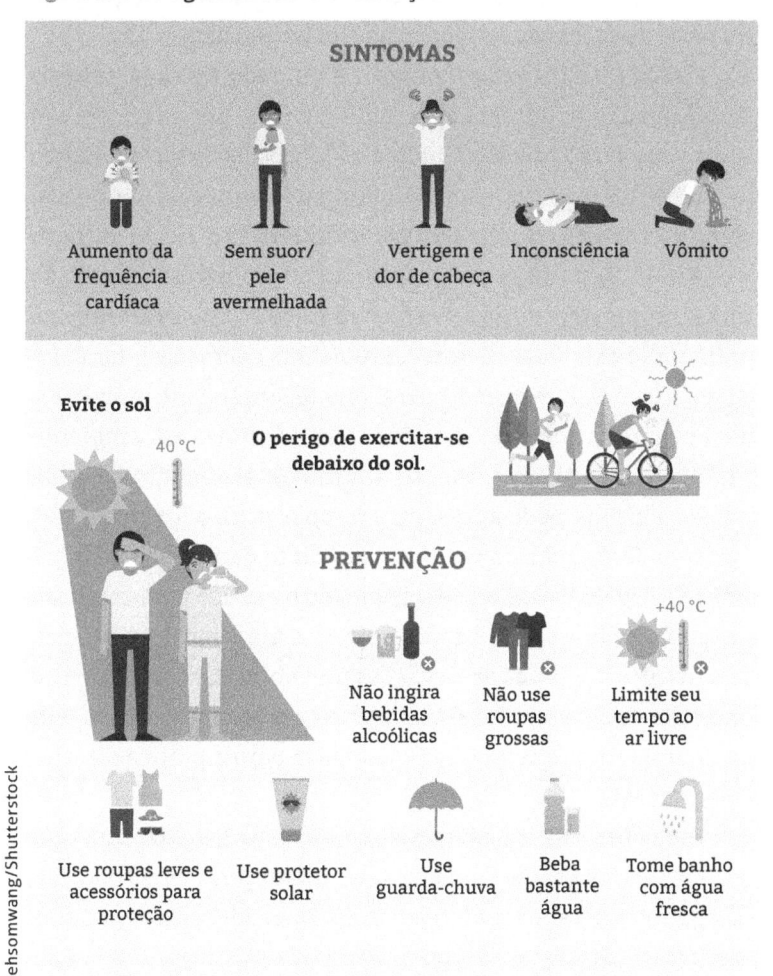

SINTOMAS

- Aumento da frequência cardíaca
- Sem suor/ pele avermelhada
- Vertigem e dor de cabeça
- Inconsciência
- Vômito

Evite o sol

40 °C

O perigo de exercitar-se debaixo do sol.

PREVENÇÃO

+40 °C

- Não ingira bebidas alcoólicas
- Não use roupas grossas
- Limite seu tempo ao ar livre
- Use roupas leves e acessórios para proteção
- Use protetor solar
- Use guarda-chuva
- Beba bastante água
- Tome banho com água fresca

jehsomwang/Shutterstock

Se você perceber um ou mais dos sintomas citados, leve a pessoa para um lugar fresco e arejado, afrouxe roupas e cintos, deixe-a de forma que nada a esteja apertando, pois isso pode ajudar a baixar a temperatura corporal de maneira gradativa e segura. Mantenha a vítima em repouso, sentada ou recostada caso esteja consciente; enquanto isso, você pode aplicar compressas frias e/ou borrifar água fria, principalmente no rosto, na cabeça e no pescoço. Por fim, faça o controle dos sinais vitais e ligue para o serviço de socorro de urgências ou emergências.

Idosos e crianças devem ter um cuidado extra na prevenção. O quadro de intermação pode ocorrer, por exemplo, em locais com verão intenso, em que os idosos, ao estarem dentro de ambientes quentes, sem equipamentos para resfriar o local (como ar-condicionado) e com pouca hidratação, ficam vulneráveis. Ainda, as pessoas que passam um longo período dentro de um carro quente, com janelas fechadas (ou, no caso de crianças, quando são deixados em um carro nessas condições), também sofrem risco de intermação; ela acomete igualmente indivíduos que estejam praticando exercício físico intenso em ambiente muito quente e sem ventilação. Diante de um quadro de intermação, a vítima pode apresentar temperatura acima de 40 °C, aumento da frequência cardíaca, aumento da frequência respiratória e hipotensão. Considerando-se que essa é uma condição que pode levar a agravos irreversíveis e até à morte, é preciso ficar atento a algumas observações preventivas, como manter o ambiente ventilado e fresco, hidratar-se constantemente e lembrar que as roupas devem ser adequadas para a prática da atividade proposta.

Cabe observar, ainda, que a exposição ao frio extremo também traz riscos à saúde, uma vez que, submetido a essa condição, o corpo pode sofrer danos irreversíveis, havendo risco para a vida da pessoa. Temperatura corporal abaixo de 35 °C prejudica a capacidade do hipotálamo de regular a temperatura. Quando abaixo de 30 °C, o hipotálamo perde totalmente sua capacidade de regulação do calor (Guyton, 2010). Assim, quando o corpo é exposto a temperaturas extremamente baixas, pode ocorrer a queimadura de frio (*frostbite*), que corresponde a áreas da superfície do corpo que foram congeladas, ou seja, caracteriza-se como uma lesão por congelamento, que apresenta quatro graus, de acordo com McIntosh et al. (2019):

- 1º grau: pode haver dormência e eritema (vermelhidão), ocorrendo edema leve.
- 2º grau: além do edema e do eritema, também aparecem bolhas.
- 3º grau: neste nível de comprometimento, surgem bolhas hemorrágicas mais profundas.
- 4º grau: na última fase acontece a necrose (morte celular), o que pode comprometer músculos e ossos.

Figura 3.5 Estágios de queimadura de frio

I   II   III   IV

Greenni/Shutterstock

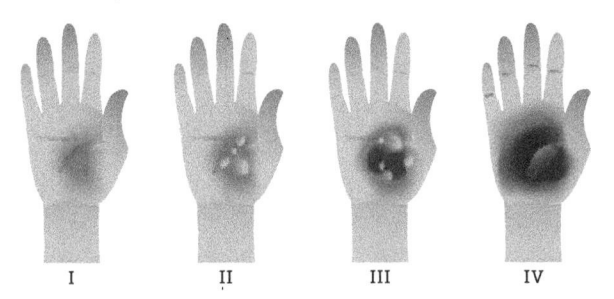

Os segmentos distais[3] que tendem a ser os mais comprometidos são as orelhas, o nariz e os dedos (mãos e pés). O exercício físico contribui para a melhora da perfusão periférica, porém, para aumentar a temperatura corporal durante a realização do exercício, é preciso gastar energia, o que pode levar o indivíduo à exaustão. Contudo, sabendo-se dosar a quantidade de tempo em atividade, o exercício funciona como um aliado no aumento e na manutenção da temperatura em ambientes muito frios.

---

[3] Aqui, a referência é à distância em relação ao ponto central do corpo onde a temperatura tende a se manter constante, ou seja, considerando-se as condições ambientais, os segmentos estão propensos a se resfriar com maior facilidade, justamente porque apresentam menor fluxo sanguíneo.

A prevenção de queimaduras de frio precisa contar com vestuário adequado e conscientização das pessoas que fazem exercício físico ou esportes em condições de temperatura muito baixas. A dormência e a falta de sensibilidade devem servir como sinal de alerta quanto a possíveis lesões provocadas pelo frio. A perda de sensibilidade (que pode ocorrer após a sensação de dormência) indica um risco maior de dano nas vias nervosas e igualmente um risco maior de congelamento. Podemos elencar, ainda, outras medidas preventivas, como:

- evitar fazer exercícios/atividades em condições ambientais que predispõem ao congelamento;
- no caso da realização de atividades/exercícios em condições ambientais de risco, deve-se proteger a pele da umidade, do vento e do frio com equipamentos/roupas adequados;
- deve-se evitar a transpiração, bem como a umidificação das extremidades;
- conhecer o ambiente, a fim de orientar todos em relação aos riscos e às medidas de prevenção, caso você seja o responsável pela atividade.

Figura 3.6 Infográfico sobre a queimadura de frio

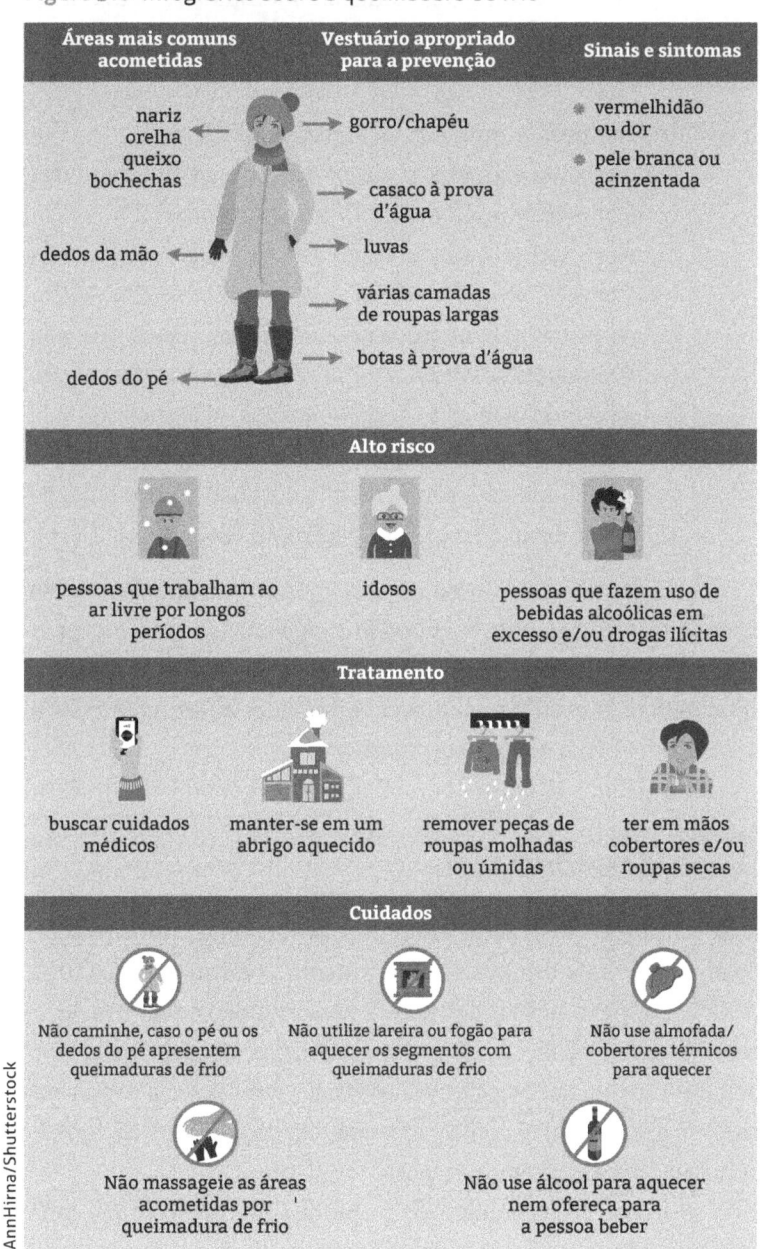

Áreas mais comuns acometidas
- nariz
- orelha
- queixo
- bochechas
- dedos da mão
- dedos do pé

Vestuário apropriado para a prevenção
- gorro/chapéu
- casaco à prova d'água
- luvas
- várias camadas de roupas largas
- botas à prova d'água

Sinais e sintomas
- vermelhidão ou dor
- pele branca ou acinzentada

Alto risco
- pessoas que trabalham ao ar livre por longos períodos
- idosos
- pessoas que fazem uso de bebidas alcoólicas em excesso e/ou drogas ilícitas

Tratamento
- buscar cuidados médicos
- manter-se em um abrigo aquecido
- remover peças de roupas molhadas ou úmidas
- ter em mãos cobertores e/ou roupas secas

Cuidados
- Não caminhe, caso o pé ou os dedos do pé apresentem queimaduras de frio
- Não utilize lareira ou fogão para aquecer os segmentos com queimaduras de frio
- Não use almofada/cobertores térmicos para aquecer
- Não massageie as áreas acometidas por queimadura de frio
- Não use álcool para aquecer nem ofereça para a pessoa beber

AnnHirna/Shutterstock

Todavia, se, mesmo com todas as medidas de prevenção, ainda ocorrer queimadura de da mão frio, deve-se socorrer a vítima conforme estas orientações:

- Levar a pessoa para um local mais aquecido.
- Retirar joias e afrouxar cintos e roupas, a fim de evitar comprometer ainda mais o fluxo sanguíneo.
- Manter a vítima aquecida com roupas e cobertas quentes e secas.
- Oferecer bebidas quentes não alcoólicas, desde que não exista suspeita de hemorragia interna (verificar se não houve queda ou outra condição e risco de hemorragia).
- Lembrar que, quanto maiores a área comprometida e a profundidade da lesão no tecido cutâneo, maior a necessidade de chamar o serviço especializado.

Por fim, cabe ressaltar que, para aquecer a vítima, jamais se deve colocar o segmento corporal atingido em água quente, principalmente se já estiver em condição de congelamento. Como a sensibilidade da vítima poder estar alterada, o aquecimento deve ser feito de forma segura e gradativa.

3.3 Desidratação

A desidratação é caracterizada pela redução na concentração de água e de sais minerais no organismo. Akerman et al. (2016, p. 413, tradução nossa) definem a desidratação como um "processo de perda de líquidos que normalmente produziria um estado de hipo-hidratação". Os exercícios físicos fomentam a desidratação, em grande parte como consequência do aumento da temperatura e do metabolismo corporal.

Em condições normais, o corpo perde água, por exemplo, pela transpiração, pela urina e pelas fezes, sendo que a quantidade da perda pode variar conforme a temperatura do ambiente e a intensidade de realização dos exercícios. Um tipo de desidratação leve pode ser causada pela ingestão insuficiente de líquidos; os casos mais graves, segundo Guyton (2010), ocorrem em razão das seguintes situações: excesso de transpiração; episódios recorrentes de diarreia e/ou vômito; ingestão inadequada de líquidos e eletrólitos; falha no funcionamento dos rins.

Detalhemos, agora, duas condições causadoras de desidratação: diarreia e vômito. A diarreia corresponde ao aumento da aquosidade e/ou da frequência de evacuações, ou seja, a motilidade aumenta, porém a capacidade de absorção do organismo diminui. Nesse caso, as fezes passam muito rapidamente pelo intestino grosso, não tendo tempo suficiente para a absorção. A diarreia pode levar à desidratação[4], a qual acarreta um desequilíbrio eletrolítico (perda de eletrólitos, como sódio, potássio, magnésio e cloreto); nos casos mais graves, essa situação pode desencadear choque. As causas da diarreia são variadas; frequentemente, apontam-se a intolerância à lactose, o estresse psíquico e os bioagentes capazes de irritar a mucosa gastrointestinal (Guyton, 2010). As bactérias são potencialmente causadoras de diarreia, por isso é indicado evitar o contato com alimentos, água e/ou objetos (copos, talheres) contaminados. Contudo, ela também pode ocorrer em razão da ingestão de medicamentos e de viagens[5]. Portanto, casos com episódios recorrentes devem ser encaminhados para atendimento médico

A hidratação deve ser feita principalmente com água, evitando-se os refrigerantes. Caso os sintomas se tornem mais intensos e a diarreia persista, é preciso encaminhar a pessoa para

---

[4] Por dia, uma pequena quantidade de água é eliminada nas fezes. Em pessoas com diarreia grave, a quantidade de água expelida é muito maior, o que coloca o indivíduo sob o risco de desidratação.

[5] Viagens oferecem tanto o risco de contaminação por alimentos desconhecidos e/ou forma de tratamento de água quanto consequências psíquicas geradas pela mudança de rotina, o que pode resultar em diarreia.

o serviço de saúde, a fim de que receba tratamento conforme a gravidade do quadro. A prevenção da diarreia inclui lavar bem as mãos, principalmente depois de ir ao banheiro, e lavar bem os alimentos e os objetos utilizados, como copos e talheres.

A prática de exercícios não é indicada para pessoas com diarreia, pelo menos até que volte às condições normais de defecação e não apresente mais nenhum dos outros sintomas, como dor abdominal e mal-estar. Ainda, é necessário considerar a duração e a intensidade da diarreia, bem como investigar suas possíveis causas. Também é importante observar se a pessoa relata dor abdominal e/ou vômitos, presença de sangue ao defecar ou alguma secreção. Mais um fator relevante é a possibilidade de as pessoas próximas ao indivíduo com diarreia, por exemplo, os alunos da mesma turma, também relatarem sintomas de diarreia. Nesse caso, o responsável pela turma precisa examinar o ambiente onde costumam ser realizadas as atividades e averiguar os riscos de contaminação da água que os alunos bebem durante a atividade, a higiene dos materiais etc. Vale lembrar que, com orientações e condutas simples, a contaminação é evitada. Embora qualquer pessoa tenha possa evoluir para um quadro mais grave, as crianças, os idosos e as pessoas debilitadas são as mais suscetíveis aos agravos do quadro de diarreia.

O vômito também pode causar desidratação, suscitando febre, falta de apetite e dor abdominal. Um quadro de vômito caracteriza-se pela expulsão forçada do conteúdo do estômago pela boca. É o meio pelo qual o trato gastrointestinal superior elimina seu conteúdo quando se encontra irritado, superestendido ou superexcitável. Nesses casos, ocorre um estímulo especialmente forte para que desencadeie o vômito. Os sinais sensoriais que provocam o vômito iniciam na faringe, no esôfago, no estômago e/ou na parte superior do intestino delgado. Os impulsos nervosos são transmitidos por vias simpáticas e parassimpáticas.

O vômito constitui um dos mais frequentes e importantes motivos de consulta na clínica pediátrica. É uma resposta reflexa a vários estímulos coordenados pelo sistema nervoso central. O "centro do vômito" está localizado no tronco cerebral, não sendo identificado como uma estrutura anatômica única, mas por interneurônios medulares, no núcleo solitário, e numa série de locais na formação reticular adjacente. Esses interneurônios recebem informações do córtex, do vago, do sistema vestibular e da área postrema. A área postrema, ou "zona do gatilho quimiorreceptora", está localizada no assoalho do quarto ventrículo, fora da barreira hematoliquórica, recebendo estímulos predominantemente por via hematogênica, em resposta a drogas e toxinas circulantes – como apomorfina, opiáceos, citotoxinas, amônia, cetonas, entre outras. (Vasconcellos; Duarte; Machado, 2014, p. 5)

Deve-se tentar identificar a possível causa do vômito, além de observar a "duração, intensidade e tipo de vômito, relação com as refeições, idade do paciente, ingestão de drogas, sintomas associados, comprometimento do estado geral e da hidratação" (Vasconcellos; Duarte; Machado, 2014, p. 5-6). O aluno, ao apresentar um episódio de vômito, tem de ser orientado a buscar auxílio no serviço de saúde, caso os sintomas persistam.

Existem outras condições, como a insolação, já comentada na seção anterior, que também podem levar a um quadro de desidratação. A prevenção, por isso, continua sendo a saída menos perigosa, devendo-se ficar atento à condução das atividades propostas, no que diz respeito às condições climáticas, à intensidade e à duração dos exercícios, ao uso adequado de equipamentos de proteção e vestuário, além da constância da hidratação [6].

A desidratação é uma das variáveis que afetam negativamente o desempenho esportivo. O estado de hidratação de um atleta depende sobretudo de sua alimentação antes, durante e

---

[6] No caso de atletas, apenas a água pode não ser suficiente para manter a hidratação. Recomenda-se, assim, sempre consultar um profissional da área de saúde para obter esclarecimentos orientados.

após a prática de exercícios. Fatores ambientais como a temperatura e a umidade devem ser considerados para que a hidratação seja feita corretamente. Vale ressaltar que, além de comprometer o desempenho esportivo, a desidratação também aumenta os riscos provocados pelo calor (Castro-Sepulveda et al., 2016). A vítima de desidratação leve relata a ocorrência de dor de cabeça, fraqueza e sonolência. Quanto mais grave o nível de desidratação, mais sintomas aparecem. No caso de desidratação moderada e grave, a vítima ainda pode apresentar aumento da frequência cardíaca, sensação de boca seca, redução da diurese, taquipneia, diminuição do desempenho físico e comprometimento do sistema termorregulador.

Caso o aluno (independentemente de sua condição de atleta ou amador) relate diarreia e vômito há vários dias, além de não poder praticar exercício físico, deverá ser encaminhado para um serviço de pronto atendimento. As crianças, quando comparadas aos adultos, estão mais vulneráveis a complicações se expostas ao calor intenso. O risco de desidratação ou insolação aumenta, pois "possuem menor capacidade de transpiração, além de produzirem maior calor por unidade de massa corporal durante as atividades físicas. Para que elas apresentem plena forma nos esportes é importante que se mantenham hidratadas por meio da ingestão de líquidos" (Criança Segura, 2016, p. 5).

O risco se agrava quando a quantidade de água perdida (na transpiração, por exemplo) é maior do que a ingerida. Na Figura 3.7, observamos a porcentagem de água em diferentes estruturas do corpo humano. No total, nosso corpo contém aproximadamente 70% de água. Dessa forma, é simples compreender que a falta de água impacta o funcionamento de praticamente todos os sistemas.

Figura 3.7 Porcentagem de água no corpo humano e sintomas em caso de desidratação

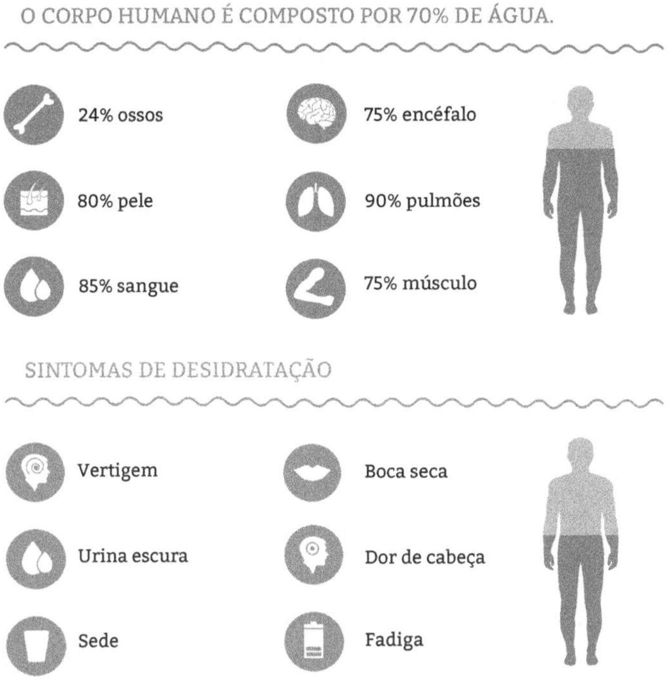

O CORPO HUMANO É COMPOSTO POR 70% DE ÁGUA.

- 24% ossos
- 80% pele
- 85% sangue
- 75% encéfalo
- 90% pulmões
- 75% músculo

SINTOMAS DE DESIDRATAÇÃO

- Vertigem
- Urina escura
- Sede
- Boca seca
- Dor de cabeça
- Fadiga

eveleen/Shutterstock

A pessoa com quadro de desidratação pode apresentar um ou mais dos sintomas indicados. É sempre melhor recorrer à simples prevenção, com consumo de água durante o treino/aula de Educação Física, do que ao tratamento; intervalos em locais frescos também ajudam a evitar o problema.

Importante!

A responsabilidade e o fornecimento de orientações adequadas são imprescindíveis para a prevenção. O uso de roupas e acessórios (bonés, por exemplo) também contribui para evitar que ocorram casos de insolação e desidratação. No entanto, se o professor não fizer o aluno entender a importância dessas precauções, ele poderá ignorar todas as orientações e incorrer em risco. Portanto, todos os envolvidos devem estar atentos aos detalhes de práticas preventivas.

3.4 Convulsão

A convulsão é caracterizada por uma série de contrações involuntárias, com ou sem perda de consciência, podendo ser de etiologia idiopática[7] ou acontecer em virtude de hipertermia, processos inflamatórios/infecciosos, traumatismo cranioencefálico (TCE), intoxicações, hemorragia, intoxicação por produtos químicos, anoxia cerebral[8] e tumores cerebrais. Durante as aulas de Educação Física, deve-se ficar atento a qualquer comportamento diferente que possa indicar essas possíveis causas de convulsão. Ainda, com relação ao TCE e à concussão cerebral, deve-se cuidar das medidas preventivas, estando sempre atento aos equipamentos fornecidos e às orientações dadas aos alunos.

Nessas situações, a vítima pode estar consciente ou inconsciente; ter movimentos involuntários e desordenados, com duração de 2 a 4 minutos; defecar e/ou urinar, uma vez que os movimentos serão involuntários, o que inclui o controle do esfíncter; e apresentar, ainda, cianose[9] de extremidades e salivação abundante. A recomendação, diante desse tipo de caso, é ligar para o serviço de socorro de urgências e emergências e manter atualizada a descrição da condição da vítima, incluindo a duração

---

[7] Quando a causa é desconhecida.
[8] Falta de oxigênio no cérebro.
[9] Extremidades arroxeadas, como dedos e lábios.

da convulsão. Se quem estiver prestando os primeiros socorros conhecer a vítima e as recomendações para socorro em caso de convulsão, poderá acionar o serviço especializado depois do tempo previsto para a duração da crise.

De acordo com o *Manual operacional de bombeiros* (2016) e o Ministério da Saúde (Brasil, 2015b), quem convulsiona precisa contar com os seguintes cuidados por parte daquele que está lhe prestando socorro:

- Primeiramente, evitar aglomerações. Para tanto, é necessário pedir que as pessoas se afastem, pois os curiosos apenas atrapalham no momento de prestação dos primeiros socorros.
- Manter a vítima em decúbito dorsal (deitado de costas), em local seguro e o mais confortável possível.
- Remover qualquer objeto de perto da vítima para que ela não se machuque, incluindo móveis e itens pessoais, como relógios e óculos.
- Se possível, colocar roupas ou almofadas embaixo dos segmentos corporais que estejam em contato com o piso, a fim de evitar que a pessoa se machuque.
- Não tentar segurar o corpo, apenas protegê-lo. Caso se disponha de treinamento específico e se esteja seguro diante da situação, colocar uma tira/rolinho de tecido entre os dentes para evitar mordidas na língua (nunca colocar o dedo entre os dentes da vítima, pois ela está tendo contrações involuntárias e a pessoa que está prestando ajuda poderá adquirir um ferimento).

Figura 3.8 O que fazer ou não diante de uma crise convulsiva

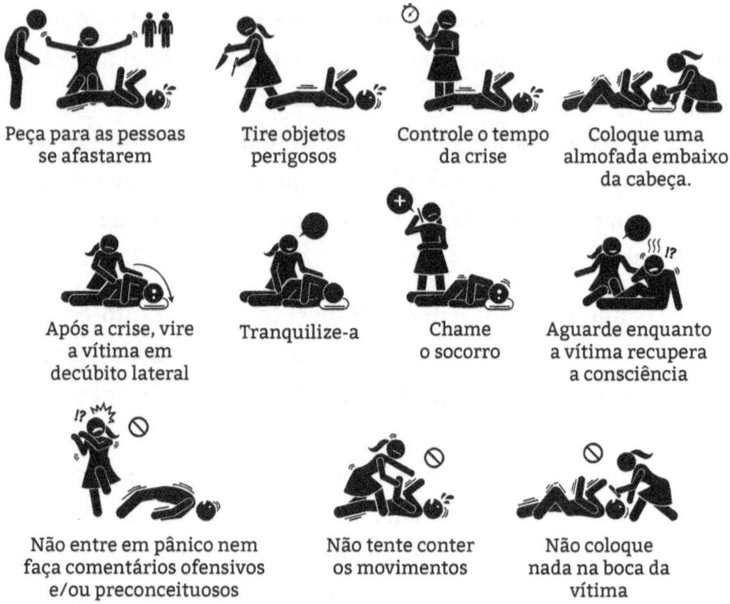

Peça para as pessoas se afastarem	Tire objetos perigosos	Controle o tempo da crise	Coloque uma almofada embaixo da cabeça.
Após a crise, vire a vítima em decúbito lateral	Tranquilize-a	Chame o socorro	Aguarde enquanto a vítima recupera a consciência
Não entre em pânico nem faça comentários ofensivos e/ou preconceituosos		Não tente conter os movimentos	Não coloque nada na boca da vítima

Leremy/Shutterstock

Caso a pessoa esteja salivando, deve-se mantê-la com a cabeça voltada para o lado ou virar todo o seu corpo em decúbito lateral (não se deve forçar movimento algum, por isso, se os músculos do pescoço estiverem mais contraídos, o decúbito lateral pode ser uma opção). Após a crise, a vítima se sente muito cansada; é importante permitir que ela descanse em decúbito lateral pelo tempo que for necessário, mas deve-se manter, sempre, o controle dos sinais vitais.

Preste atenção!

1. A pessoa que está prestando os primeiros socorros deve permanecer calma e cuidar das palavras que diz, pois, mesmo que a vítima esteja inconsciente, é necessário manter sempre uma atitude respeitosa. Deve, igualmente, tomar cuidado com suas expressões faciais, a fim de não demonstrar medo, nojo, entre outras reações negativas.

2. Quando a pessoa estiver convulsionando, não se deve tentar conter os movimentos nem realizar deslocamentos passivos, pois a vítima estará tendo contrações involuntárias e generalizadas. Deve-se apenar ficar atento e seguir as orientações indicadas.

3.5 Trauma abdominal e trauma ocular

O abdômen é uma cavidade na qual estão alojados órgãos importantes, como o fígado, os rins, o estômago, o intestino delgado e o intestino grosso, além da bexiga, que está logo abaixo do abdômen (Figura 3.9). Nele se encontram vasos calibrosos, como a artéria aorta, as artérias ilíacas e a veia cava. Assim, a ocorrência de trauma[10] abdominal (TA) é perigosa, pois qualquer lesão traumática nessas estruturas pode avançar para um quadro hemorrágico, com risco de óbito em poucos minutos. Quando acontece uma lesão no abdômen, o tórax também pode ter sido lesionado; da mesma forma, o trauma abdominal tem condições de provocar fratura no osso da pelve, o que causa grande hemorragia.

Figura 3.9 Órgãos do corpo humano

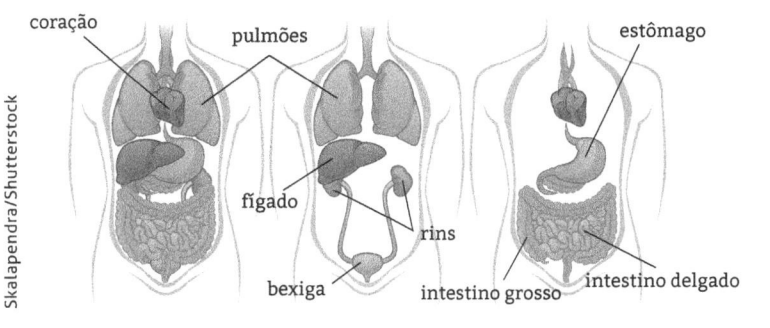

Skalapendra/Shutterstock

---

[10] Trauma pode ser definido como "conjunto das perturbações causadas subitamente por um agente físico, de etiologia, natureza e extensão muito variadas, podendo estar situadas nos diferentes segmentos corpóreos" (CoBraLT, 2020).

Traumas abdominais podem ocorrer por diversos motivos, porém os acidentes automobilísticos são os que provocam o maior número de casos. Também acontecem com certa constância em virtude de quedas ou por causa de algum impacto do abdômen contra objetos. Configuram-se como traumas fechados ou abertos. Os fechados correspondem às contusões, quando não há perda da continuidade da pele. Embora a nomenclatura aponte para um tipo de fechamento, pode haver lesões internas com risco de hemorragia.

> O TA contuso é aquele no qual não há penetração do agente agressor na cavidade peritoneal. Os efeitos do agente agressor neste caso são transmitidos às vísceras através da parede abdominal, ou por contragolpe e desaceleração. A prevalência de lesões a vísceras abdominais nos casos de trauma contuso é de cerca de 13%, e o baço e o fígado são as estruturas mais lesadas nesta situação. (Bordoni et al., 2017, p. 583)

Em razão da perda de grande quantidade de sangue, as vítimas de ferimentos abdominais correm risco de choque hipovolêmico[11]. Quanto aos traumas abertos, quando ocorre a perda da continuidade da pele, estes podem apresentar diferentes níveis de comprometimento/risco.

> O [TA] penetrante é aquele no qual ocorre a entrada do agente agressor na cavidade peritoneal, na maioria dos casos um projétil de arma de fogo (PAF) – tiro – ou um objeto laminado ("arma branca") – facada, e este exerce seus efeitos diretamente sobre as vísceras. Neste caso, os órgãos mais lesados são o intestino delgado, o cólon e o fígado. (Bordoni et. al., 2017, p. 582-583)

No levantamento realizado por Bordini et al. (2017), o trauma abdominal aberto (ou penetrante) foi mais comum que o fechado (ou contuso). Entre os traumas penetrantes, prevaleceram aqueles decorrentes de ferimentos por arma de fogo (FAFs), se comparados

---

[11] Caracterizado como inadequação do fluxo sanguíneo para os tecidos do corpo.

aos traumas provocados por ferimentos por arma branca (FABs). Nesse mesmo estudo, os autores identificaram que "lesões vasculares abdominais por trauma penetrante, principalmente as localizadas na porção superior do abdome, apresentam alto índice de mortalidade por produzirem hemorragia maciça e também por apresentarem elevada incidência de lesões associadas" (Bordini et al., 2017, p. 591) e que o número de óbitos nos casos de lesões vasculares abdominais pode chegar a 53% nos casos de FAF e 32% nos casos de FAB.

Quanto aos ferimentos abertos, eles podem ser simples e superficiais ou complexos, chegando, por exemplo, a uma evisceração[12] (Figura 3.10). Em casos desse tipo, jamais se deve tentar colocar as vísceras de volta à cavidade abdominal. Como recomendado para todos os casos mais graves, é preciso ligar para o serviço de urgência/emergência o mais rápido possível e passar as informações com o maior número de detalhes: condição física da vítima, sinais vitais, suspeita de choque hipovolêmico, evisceração etc. Na prestação de socorro em casos de evisceração, a vítima deve ficar parada e em decúbito dorsal; o ferimento pode ser coberto com curativo ou pano limpo umedecido em água limpa ou solução salina. Em caso de lesões abdominais, não é recomendado oferecer comida ou bebida para a vítima (Brasil, 2003) e, claro, os sinais vitais têm de ser monitorados até a chegada da equipe especializada.

---

[12] Quando ocorre a exposição de vísceras.

Figura 3.10 Evisceração do intestino delgado, lesão abdominal pérfuro-contusa

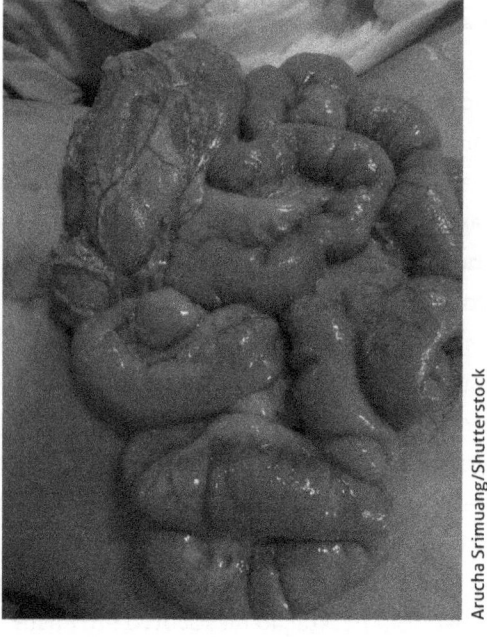

Arucha Srimuang/Shutterstock

Com relação às aulas de Educação Física, o trauma abdominal pode ocorrer em virtude de:

- quedas – por exemplo, queda de um nível alto ou de cima de um objeto, como uma cadeira, o que pode provocar lesão abdominal;
- movimentos bruscos durante alguma atividade esportiva – por exemplo, em vez de acertar a bola, o aluno chuta o abdômen do colega, que caiu no chão no momento em que ele preparava o chute;
- equipamentos como balanças e gangorras – no caso, por exemplo, de uma situação em que a criança que está no balanço empurra a outra, lançando-a ao chão.

Vale frisar que os cuidados em relação ao ambiente e o fornecimento das devidas orientações sobre as condutas aceitas durante as atividades fazem toda a diferença quando o assunto é prevenção de acidentes.

Há, ainda, outro tipo de lesão sobre o qual é importante comentar aqui: as lesões oculares. Segundo Sánchez et al. (2008), mais de 90% das ocorrências de lesões oculares poderiam ter sido evitadas com medidas preventivas de cuidados básicos, como implemento de equipamentos de segurança e uso de óculos de proteção. No entanto, os autores chamam atenção para um aspecto: a prevenção só é possível quando há consciência coletiva acerca dos fatores de risco, bem como a adoção de atitudes preventivas, que podem ocorrer por meio de programas de educação e orientação nos diferentes ambientes de atuação do professor/profissional de educação física.

Os olhos são órgãos que podem sofrer ferimentos em virtude da presença de corpos estranhos, de contusões e de lesões por agentes químicos. Todas as lesões oculares são potencialmente graves em razão do risco de perda da visão. Mesmo abrasões na superfície (córnea) do olho levam a cicatrizes ou infecções mais sérias, com a possibilidade de deterioração permanente da visão. O trauma ocular pode ocorrer em virtude de agressões físicas, durante a prática de esportes, em alguns postos de trabalho, como na indústria, na agricultura e na construção, e também em decorrência de acidentes domésticos e de trânsito. Sánchez et al. (2008, p. 93, tradução nossa) apontam que "Nas crianças, o principal local onde esse tipo de lesão ocorre é em casa, com diferentes objetos domésticos. Em alguns textos, os *airbags* são mencionados como uma das causas de trauma ocular em crianças em relação a acidentes de carro, e ainda não há evidências suficientes para apoiá-lo". Nesse estudo, os autores referenciam que o uso do cinto de segurança reduz todos os tipos de lesões, incluindo o trauma ocular.

Em caso de acidentes que envolvam os olhos, a pessoa que prestar o socorro precisa observar as seguintes orientações:

- Orientar a vítima para ficar o mais imóvel possível. É importante manter os dois olhos imóveis porque o movimento do olho "bom" causará impacto no olho lesionado, o que poderá danificá-lo ainda mais.
- Nunca utilizar colírios ou qualquer medicamento sem receita médica.
- Não remover corpos estranhos, principalmente se houver o risco de agravar a lesão. Em caso de ferimento perfurante, deve-se manter o local protegido, sem movimento, até a chegada de equipe especializada.
- Na presença de poeira ou areia, orientar a pessoa para não coçar os olhos.
- Se o corpo estranho estiver móvel, informar à pessoa que ela pode lavar os olhos com água abundante, até que o corpo estranho saia. O mesmo pode ser feito em caso de cisco no olho, situação na qual também é viável estimular o lacrimejamento movendo-se a pálpebra superior sobre a pálpebra inferior, de modo a facilitar a saída do corpo estranho. Porém, se o corpo estranho não se deslocar ao piscar, o melhor é buscar atendimento especializado.

Em suma, o professor e o profissional de educação física, estejam dentro ou fora da escola/academia, devem, em todos os casos, minimizar os riscos de agravo e, se necessário, chamar a equipe especializada.

III Síntese

Vimos, neste capítulo, algumas situações que podem ocorrer tanto nas aulas de Educação Física quanto em outros ambientes, em decorrência de acidentes inesperados. Nesse sentido, o professor precisa estar apto a reconhecê-las a fim de evitar que seu aluno realize exercícios/atividades físicas e seja encaminhado para o serviço de saúde mais próximo. Entre essas circunstâncias danosas para o corpo, destacamos a febre, que pode ocorrer em virtude de infecção, por exemplo, e as condições ambientais extremas, que levam a quadros muito perigosos, como hipertermia (por excesso de calor) e hipotermia (por excesso de frio). Ainda, reforçamos a necessidade de planejamento, atenção e orientação aos alunos com relação às práticas preventivas, incluindo o uso de equipamentos/vestuário adequados na realização de exercício em ambiente aberto.

Tratamos também dos estados de intermação, insolação e enregelamento (*frostbite*), ressaltando que as condições ambientais devem ser consideradas com seriedade antes da realização de atividades sob calor ou frio extremos. Na sequência, abordamos a desidratação e suas variadas causas e mostramos como atitudes simples podem evitar problemas sérios.

Por fim, enfocamos a crise convulsiva, evento que pode acontecer em qualquer lugar e momento, descrevendo o que tem de ser feito ou não nessas situações. Vimos que, além de prestar os primeiros socorros de acordo com uma sequência de ações, também é necessário respeitar a vítima.

Encerramos o capítulo apresentando os traumas abdominal e ocular, as possíveis causas de cada um e a forma de socorro a essas vítimas. Mostramos que essas duas situações são complexas e que ações adequadas e rápidas podem contribuir para minimizar os agravos.

▓ Atividades de autoavaliação

1. Quando a temperatura está acima do normal, isso pode ser indício de hipertermia, também conhecida como *febre alta*. Uma possível causa da hipertermia é:
   a) infecção.
   b) enregelamento.
   c) hemorragia.

d) midríase.
e) miose.

2. Quando a temperatura está abaixo do normal, é chamada de *hipotermia*. Uma possível causa da hipotermia é:
   a) infecção.
   b) fratura.
   c) hemorragia.
   d) midríase.
   e) miose.

3. Complete as lacunas do texto a seguir:

   A _____ pode ocorrer em virtude de uma exposição direta e prolongada ao sol, enquanto a _____ acontece em razão da permanência em ambiente fechado, pouco arejado e excessivamente quente.

   Assinale a alternativa correta:
   a) intermação; insolação.
   b) PCR; RCP.
   c) RCP; PCR.
   d) insolação; intermação.
   e) Nenhuma das alternativas está correta.

4. Assinale a alternativa que corresponde à descrição a seguir:

   É caracterizada pela redução na concentração de água e de sais minerais no organismo. São diversas as causas, como vômitos, diarreias e perda excessiva de suor. A vítima constantemente apresenta dor de cabeça, febre e sonolência. Para que se recupere, é indicado ingerir bastante água, usar roupas leves, além de buscar orientação médica.
   a) Apneia.
   b) Dispneia.
   c) PCR.
   d) Crise convulsiva.
   e) Desidratação.

5. Leia o seguinte texto:

   Corresponde a uma série de contrações involuntárias, com ou sem perda de consciência. Pode ser de etiologia idiopática ou acontecer em virtude de hipertermia, processos inflamatórios, TCE, intoxicações, entre outros fatores.

   Essa descrição diz respeito à:

   a) apneia.
   b) dispneia.
   c) PCR.
   d) convulsão.
   e) desidratação.

Atividades de aprendizagem

Questões para reflexão

1. Sendo a convulsão caracterizada por uma série de contrações involuntárias, com ou sem perda de consciência, após a crise, a vítima está muito cansada. Sugerimos que, primeiramente, você pratique, com seus colegas, como colocar a vítima na posição de recuperação. Para tanto, observe a seguinte orientação:

   - Estando a vítima em decúbito dorsal, fique do lado para o qual você deseja virá-la e puxe uma das pernas, de tal forma que elas se cruzem; em seguida, segure a pelve com uma das mãos e a escápula com a outra e puxe a vítima para que ela fique em uma posição confortável para a recuperação.

   Depois, reflita e anote suas dificuldades durante a execução dessa posição.

2. Sobre o trauma abdominal, reflita a respeito das atividades que põem em risco os alunos durante a prática de educação física. Como essas atividades poderiam ser adaptadas para que os riscos fossem minimizados?

Atividade aplicada: prática

1. Considerando a dificuldade que algumas pessoas têm para enxergar a coluna de mercúrio do termômetro, sugerimos que você, em posse de um termômetro de mercúrio, pratique em seus colegas aferindo a temperatura com esse instrumento. Note que você deve segurar do lado oposto do bulbo e, antes de medir, precisa agitar o aparelho vigorosamente para baixar a coluna de mercúrio. Lembre-se, ainda, de que a temperatura é aferida, normalmente, na axila. Para tanto, coloque o termômetro embaixo da axila da pessoa em questão por 3 minutos e espere o mercúrio subir.

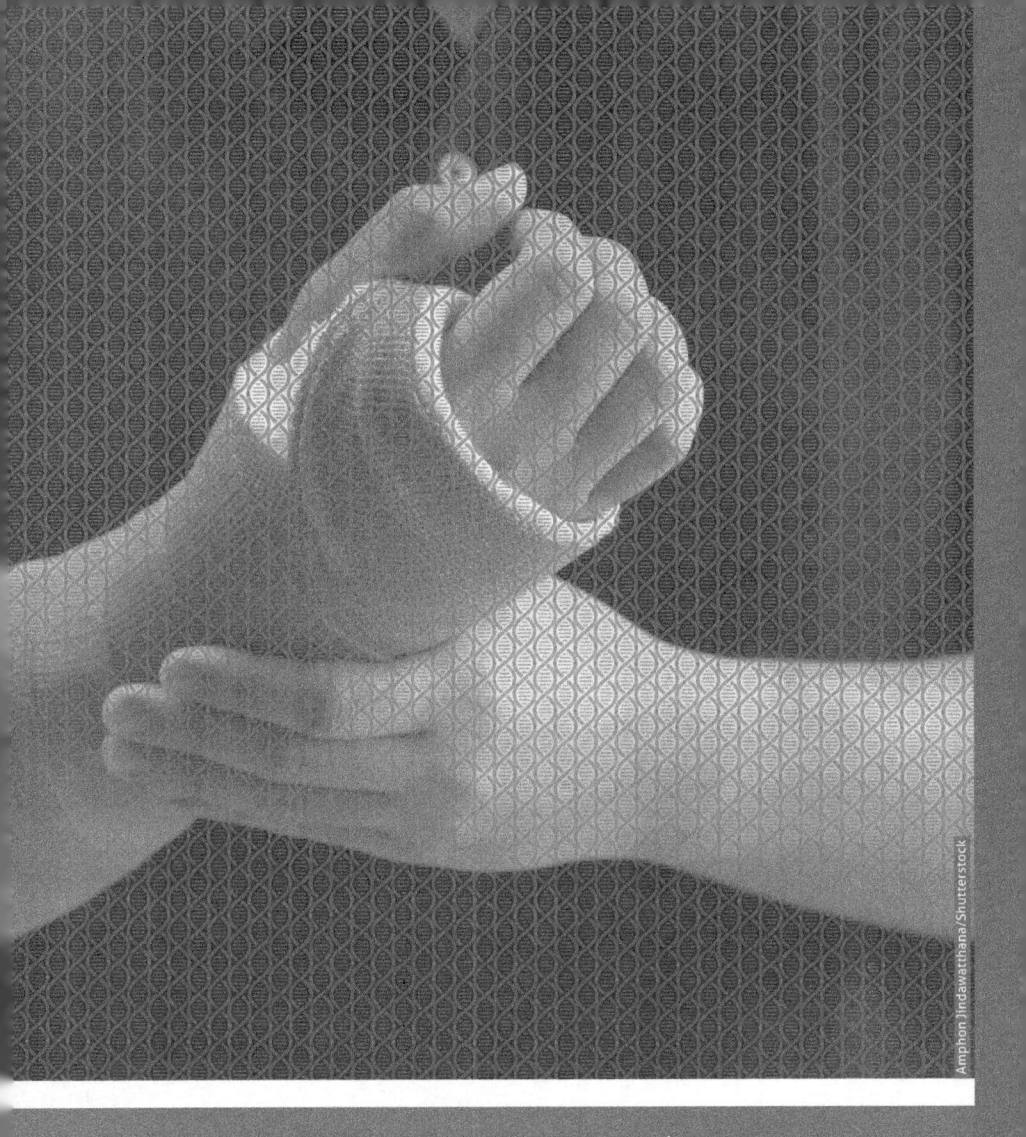

Capítulo 4

Primeiros socorros em diferentes tipos de traumas

Neste capítulo, trataremos mais profundamente da fratura, que pode ser caracterizada como a perda de continuidade do osso. Descreveremos algumas situações que aumentam o risco de fratura e, portanto, devem ser evitadas. Também veremos como prestar os primeiros socorros em caso de fratura, entorse e luxação, conceitos cuja diferenciação é importante conhecer.

Na sequência, apresentaremos alguns traumas mais sérios, como o trauma cranioencefálico (TCE) e o trauma de tórax, apontando as condições de risco, as possibilidades de prevenção e as medidas de socorro nesses casos. Finalizaremos o capítulo com a descrição do trauma raquimedular (TRM), que corresponde a um dano na medula espinhal, podendo provocar a diminuição ou a perda tanto da sensibilidade quanto da função motora. Abordaremos ainda, de maneira breve, o sistema nervoso central (SNC), para que você possa compreender as possíveis repercussões de lesões tanto nos casos em que afetam os diferentes níveis da medula espinhal quanto nos casos supramedulares.

4.1 Fratura

Ao observar a estrutura macroscópica de um osso, é possível perceber a diáfise, que corresponde a uma parte longa e cilíndrica do osso; as epífises, que são as extremidades proximal e distal; as metáfises, que ficam entre a diáfise e a epífise. Na metáfise, encontra-se uma placa epifisária, responsável pelo crescimento dos ossos ainda em fase de desenvolvimento. Depois de o desenvolvimento ter se completado, a placa epifisária é substituída pelo osso, ficando à mostra somente a linha epifisária (Tortora; Derrickson, 2016).

Na Figura 4.1, podemos observar, ainda, a cartilagem articular que envolve a epífise do osso na porção onde existe uma articulação. Essa cartilagem, a hialina, além de reduzir o atrito, auxilia na absorção de impactos. O periósteo protege o osso, sendo importante na reparação de fraturas, e também serve como ponto de fixação dos ligamentos e dos tendões. O osso apresenta uma cavidade medular em forma cilíndrica e oca, onde se encontram, em ossos de adulto, a medula óssea amarela e os vasos sanguíneos.

Figura 4.1 Estrutura macroscópica de um osso

- EPÍFISE
- METÁFISE
- DIÁFISE
- METÁFISE
- EPÍFISE

- Osso esponjoso
- Linha epifisária
- Medula óssea vermelha
- Cavidade medular
- Medula óssea amarela
- Osso compacto
- Periósteo
- Vaso sanguíneo
- Cartilagem

Designua/Shutterstock

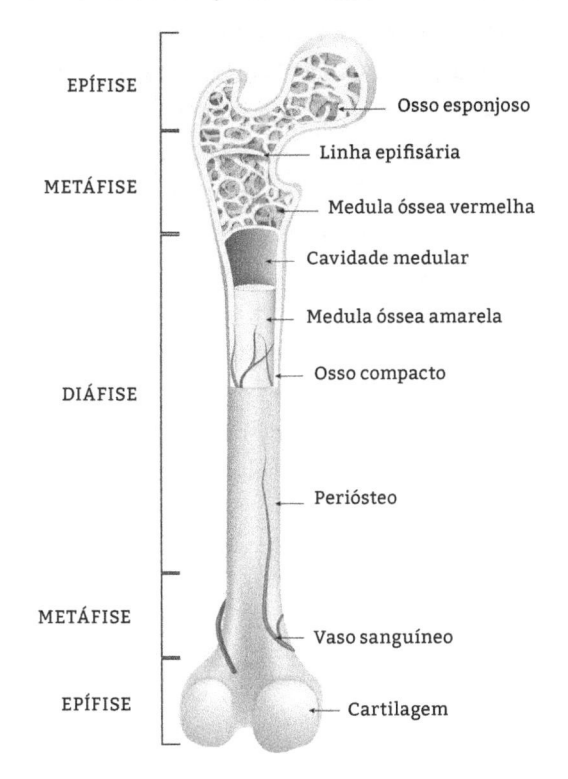

A medula óssea vermelha encontra-se no tecido ósseo esponjoso da epífise, e a amarela, na cavidade da diáfise. Os ossos têm como função: (a) fornecer suporte às estruturas adjacentes; (b) proteger algumas estruturas, como a medula espinhal e o encéfalo; (c) ajudar na realização do movimento, juntamente com os músculos, os tendões e os ligamentos; e (d) armazenar e liberar minerais. Como a medula óssea vermelha se situa no osso, ele se torna importante na produção de células do sangue; já a medula amarela é responsável por armazenar os triglicerídeos (Tortora; Derrickson, 2016).

A fratura corresponde a uma perda na continuidade do tecido ósseo. Atividades como correr ou saltar podem provocar fraturas por estresse, caso sejam realizadas sem calçado adequado, em piso inadequado, sem controle de frequência e/ou intensidade. O osso passa, ao longo de nossa vida, por processos de produção (osteoblastos) e remodelação (osteoclastos)[1] graças a células específicas. Até a adolescência, a proporção de tecido produzido é maior do que a do tecido da remodelação. Da adolescência até a vida adulta, a deposição e a reabsorção são semelhantes. Com as mudanças hormonais, principalmente nas mulheres, após a menopausa, a reabsorção óssea passa a ser maior que a deposição óssea. De acordo com Tortora e Derrickson (2016), esse fato contribui para uma maior incidência de osteoporose em mulheres, condição que torna os ossos frágeis e quebradiços. Em razão do desequilíbrio entre osteoclastos e osteoblastos, os ossos tornam-se mais frágeis e suscetíveis a fraturas.

Figura 4.2 Osteoporose

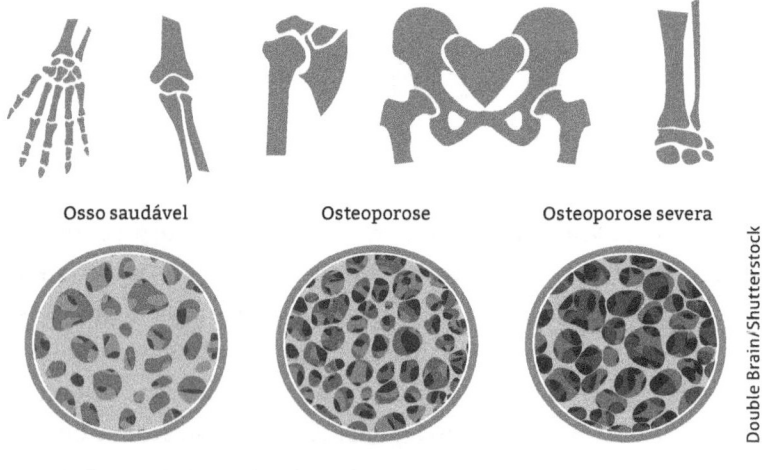

Osso saudável   Osteoporose   Osteoporose severa

Double Brain/Shutterstock

Até agora, vimos duas condições distintas: a fratura por estresse, que pode ocorrer em ossos de pessoas jovens e saudáveis,

---

[1] Os osteoblastos são responsáveis pela formação da matriz óssea e também por sua mineralização. Os osteócitos correspondem aos osteoblastos maduros. Os osteoclastos, por sua vez, são essenciais no processo de remodelação e renovação do tecido ósseo, visto que atuam reabsorvendo o osso.

por excesso de carga e/ou repetitividade de impacto, e a osteoporose, condição fisiológica que pode ser agravada ou amenizada conforme a predisposição genética e o estilo de vida de cada indivíduo. Em ambas, o osso sofre uma fratura e, por isso, precisa passar por um reparo envolvendo quatro fases:

1. formação do hematoma;
2. constituição de um calo fibrocartilaginoso;
3. formação de um calo ósseo;
4. remodelação óssea.

Figura 4.3 Estágios de cicatrização de fraturas ósseas

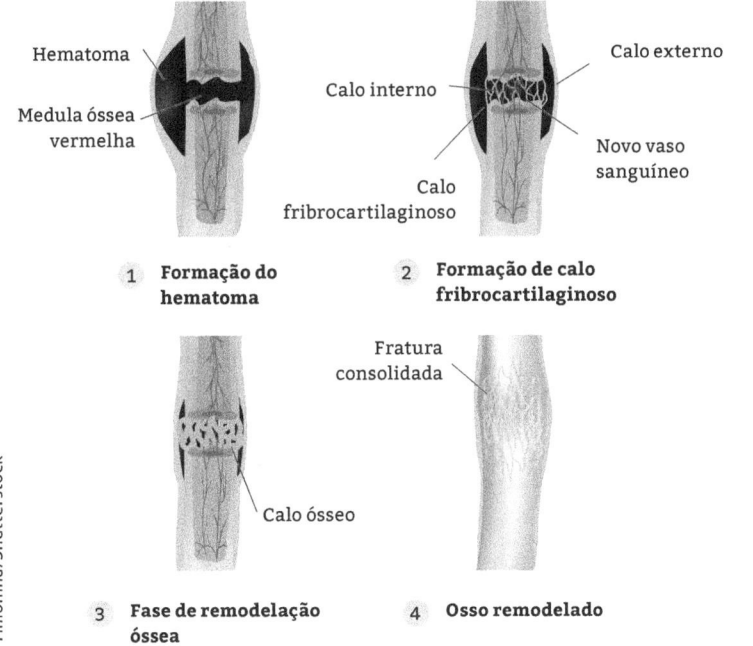

Mesmo que o indivíduo esteja em boas condições de recuperação, sem quadro infeccioso, por exemplo, a remodelagem óssea pode levar meses. Isso porque o cálcio e o fósforo são depositados no osso de maneira gradual e lenta.

Como é sabido, a fratura pode ocorrer em virtude de queda, impacto, movimento brusco etc.; a osteoporose, por sua vez, aumenta ainda mais esse risco. A fratura acontece por trauma direto, por exemplo, um impacto direto nas costelas, ou por ação indireta, como no caso de a pessoa escorregar e apoiar o punho no chão para tentar segurar a queda, mas acabar fraturando a região próxima do ombro. As fraturas podem ser completas ou incompletas, expostas ou fechadas e são classificadas de acordo com o tipo de ruptura que ocasionam.

Figura 4.4 Tipos de fraturas

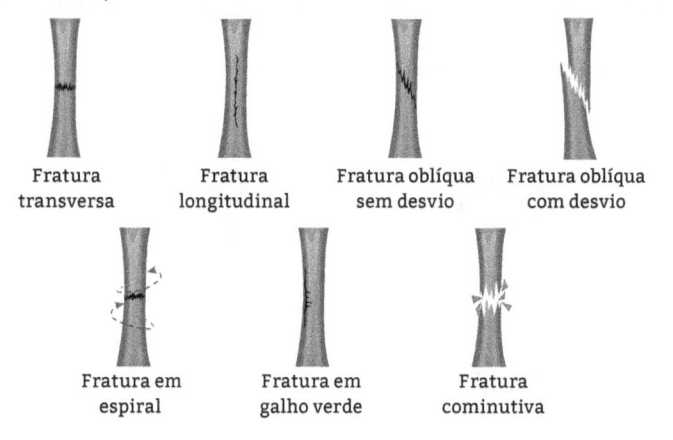

Fratura transversa | Fratura longitudinal | Fratura oblíqua sem desvio | Fratura oblíqua com desvio

Fratura em espiral | Fratura em galho verde | Fratura cominutiva

Artemida-psy/Shutterstock

Pessoas que tenham fraturado alguma região do corpo podem apresentar os seguintes sintomas: dor, edema no local[2], crepitação[3], deformidade e impotência funcional. Em alguns casos específicos, além dos sintomas anteriormente citados, podem ocorrer dor e dificuldade para respirar, como em fratura de costelas; náuseas, enjoo, visão escurecida, em fraturas que envolvam a calota craniana; tetraparesia/paraparesia, tetra/

---

[2] Aumento do volume de líquido.
[3] Ruído provocado pelo atrito entre as partes de um osso fraturado.

parestesia, tetra/paralisia[4] e alteração da sensibilidade, como em fratura nas vértebras (conforme o nível da fratura e de seu comprometimento).

Quanto ao socorro, é recomendado agir da seguinte maneira:

- Caso exista um foco de hemorragia, além da própria fratura, este deve ser controlado primeiro para evitar o choque hipovolêmico.
- É importante tentar acalmar a vítima.
- Deve-se imobilizar o segmento com suspeita de fratura. É preciso que estejam imobilizadas tanto a articulação mais proximal ao segmento quanto a mais distal.
- As talas devem ser mais longas que as articulações proximal e distal em relação à fratura.
- Caso não haja tala no local e seja necessário improvisar uma, pode-se usar qualquer material que ofereça estabilidade, como papelão ou revista enrolada.

A Figura 4.5 mostra alguns exemplos de como estabilizar os membros superiores.

Figura 4.5 Uso de tala e tipoia

1 Fratura de antebraço
2 Fratura de braço

SofiaV/Shutterstock

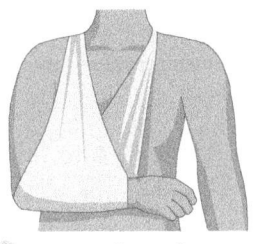

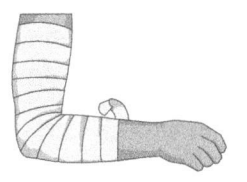

---

[4] O elemento *tetra* indica que se trata dos quatro membros; *para* diz respeito aos membros inferiores; *plegia* corresponde à ideia de falta de movimento; *paresia* é uma denominação que se refere à diminuição da força muscular; já o conceito de *parestesia* concerne a uma alteração da sensibilidade, que pode estar atrelada à queimação ou ao formigamento, por exemplo. A dor, vale dizer, também é uma alteração da sensibilidade, mas não é considerada um tipo de parestesia.

As fraturas podem ocorrer em diversas situações. Porém, alguns cuidados precisam sempre ser tomados, como os que seguem:

- Evitar atividades em superfícies muito lisas, como corrida, visto que há grande risco de queda e, consequentemente, de ocorrer fratura.
- Orientar os alunos em relação ao uso e à organização de materiais, a fim de diminuir os riscos.
- Fornecer informações quanto às práticas preventivas durante as atividades.

Conforme já comentamos, as fraturas por estresse estão relacionadas ao abuso de exercícios físicos.

Ocorre como resultado de um número elevado de sobrecargas cíclicas de intensidade inferior ao strength *ósseo máximo sobre o tecido ósseo não patológico.*

Essa fratura pode ser o estágio final da fadiga ou insuficiência do osso acometido. Elas ocorrem após a formação e o acúmulo de microfraturas nas trabéculas ósseas normais. Em contrapartida, a fratura resultante da insuficiência óssea ocorre em um osso mecanicamente comprometido, geralmente apresentando uma baixa densidade mineral óssea. Nas duas situações, o desequilíbrio entre o osso formado e remodelado e o osso reabsorvido resultará na descontinuidade óssea no local acometido. (Astur et al., 2016, p. 4)

As pessoas que praticam atividades de alto impacto ou impacto constante, como lutadores ou corredores, estão sujeitas a sofrer fraturas por estresse, principalmente se não houver um bom controle em relação à intensidade dos treinos e ao período de recuperação. Qualquer osso do corpo pode sofrer fratura por estresse[5] – a depender do mecanismo de sobrecarga. A prevenção

---

[5] Nossa opção foi abordar mais longamente as fraturas por estresse, visto que elas estão mais próximas de nosso campo de interesse: a educação física, entendida como prática constante de exercício. Claro que durante a atividade física podem ocorrer variados tipos de fratura, das quais, porém, não trataremos aqui.

de fratura por estresse deve ser feita com a adequação dos treinos, do vestuário e de equipamentos esportivos.

E como prevenir fraturas em idosos? O fator principal para a prevenção de fraturas em idosos é evitar a ocorrência de quedas, que são bastante comuns nessa faixa etária em razão da perda de equilíbrio, da presença de doenças neurológicas, da diminuição de força muscular, da osteoporose, de alterações na marcha e da perda de visão e audição. Com o intuito de evitar a queda, deve-se cuidar para que não haja objetos espalhados pela casa, tapetes enrolados ou espaços com muitos relevos; se houver escadas, elas precisam apresentar faixas antiderrapantes e iluminação boa. Recomenda-se evitar pinturas escuras nas paredes e colocar extensões ou fios na área de trânsito.

Com relação às precauções durante a realização de exercícios físicos, estes devem ser feitos sem excesso, para que a pressão exercida pelo tecido muscular no tecido ósseo estimule a produção de osteoblastos. Para idosos, recomendam-se atividades de equilíbrio e fortalecimento muscular, dieta adequada, ingestão de vitamina D e uso de sapatos com sola antiderrapante, evitando-se saltos altos e lisos.

Por fim, reflitamos sobre a seguinte situação: Quando prestamos socorro, mas não temos certeza da gravidade do acidente, o melhor é cuidar em vez de incorrer em negligência e, com isso, provocar um agravo na situação. Um exemplo relativamente comum é a situação na qual a pessoa que vai prestar o socorro pede para a vítima movimentar o segmento corporal. Cabe ressaltar, primeiramente, que não é porque existe movimento que não há fratura; segundo, se houver fratura e for solicitado à vítima que ela realize movimentos, pode ocorrer um agravo da situação. Portanto, nesse contexto, é fundamental tomar decisões sempre com calma e coerência.

4.2 Entorse

A entorse é entendida como um comprometimento de tendões e ligamentos que ocorre em virtude da força de tração ou torção, podendo ser adjunta ou não a outras lesões, como fraturas e luxação. Para entender a entorse, é preciso saber qual é a diferença entre tendão e ligamento. Basicamente, os tendões fazem a conexão entre músculos e ossos, enquanto os ligamentos conectam somente ossos.

Embora a entorse possa ocorrer em outros segmentos corporais, a de tornozelo é mais frequente em atividades esportivas. Na Figura 4.6, podemos observar os dois tipos de entorse de tornozelo em relação ao movimento: por inversão – em que se tracionam as estruturas laterais – e por eversão – em que se tracionam as estruturas mediais. Vale lembrar que os movimentos do tornozelo são a plantiflexão e a dorsiflexão. Tanto na inversão quanto na eversão existe o movimento das articulações subtalar e transversas do tarso[6].

Figura 4.6 Tipos de entorse de tornozelo

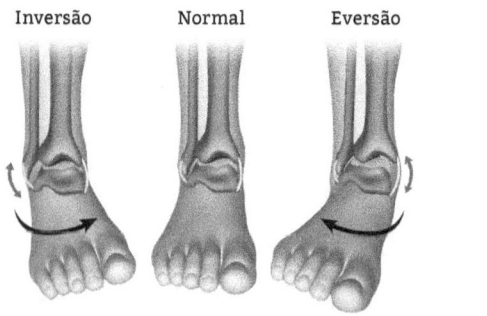

Quanto aos graus da entorse, podemos observar, na Figura 4.7, três graus:

---

[6] Articulações do pé.

- 1° grau: ocorrem apenas microlesões nos ligamentos do tornozelo.
- 2° grau: há uma ruptura parcial.
- 3° grau: pode-se chegar à ruptura completa de um ou mais ligamentos.

Vale ressaltar que, quando alguém leigo presta o socorro, não é possível identificar o grau da entorse; quem vai fazer isso é o médico. Portanto, na dúvida, deve-se encaminhar o aluno a um serviço especializado.

Figura 4.7 Graus de entorse de tornozelo

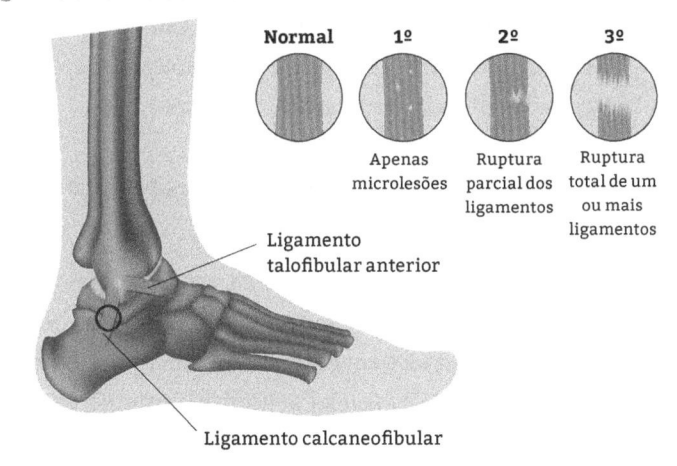

As entorses de tornozelo, como já mencionamos, são relativamente comuns na prática esportiva, "especialmente em modalidades que envolvem corridas e saltos, tais como o futebol. Estima-se que cerca de 50% das lesões esportivas estejam relacionadas às entorses laterais do tornozelo, que correspondem a 85% do total das entorses desta articulação" (Teixeira et al., 2019, p. 29). As causas são, em geral, multifatoriais, existindo fatores de risco extrínsecos e intrínsecos. Com relação aos fatores intrínsecos, podemos destacar, como exemplo, a falta de trabalho de propriocepção[7] e diminuição da força muscular. De acordo com Teixeira et al. (2019, p. 29), "Uma das concepções mais defendidas atualmente consiste no fato de que, para minimizar a incidência de um determinado tipo de lesão, deve-se estudar os fatores de risco que podem predispor o atleta ao trauma".

Os movimentos que envolvem corrida, aceleração, desaceleração e saltos apresentam maior risco de entorse (como também de fratura e luxação). Para minimizar esse risco, é preciso que o professor ou profissional de educação física realize um o trabalho de propriocepção no treinamento. Vejamos, então, como prevenir a entorse:

- Utilizar calçados adequados para cada ambiente.
- Em caso de pisos irregulares ou mal conservados, dobrar a atenção, evitando-se pisar em buracos.
- Evitar correr em pisos escorregadios.
- Incluir um trabalho de propriocepção para os alunos (tema que será tratado na Seção 4.3.1)

Contudo, se ainda ocorrer uma entorse, a vítima apresentará dor intensa e, à medida que o segmento acometido for edemaciando[8], sentirá dificuldades em realizar movimentos. Nesse sentido, para socorrer uma pessoa que tenha sofrido entorse, pode-se:

- Imobilizar o local (podem ser empregados os procedimentos para a imobilização de fraturas).
- Aplicar gelo no região afetada.

---

[7] A propriocepção é a capacidade de reconhecer as partes de nosso corpo, saber onde elas estão localizadas e como se movem, mesmo que não estejamos olhando para o segmento corporal. Os proprioceptores também ajudam na discriminação de peso de um objeto (Tortora; Derrickson, 2016).

[8] Processo em que há aumento do volume de líquido, inchaço.

- Se a entorse tiver sido em membros inferiores (MMII), mantê-los em posição antigravitacional, ou seja, os membros inferiores devem ficar apoiados e colocados de tal forma que o pé/tornozelo fique um pouco mais alto que a coxa.

4.3 Luxação

A luxação é caracterizada pela perda do contato articular em razão do deslocamento do osso de sua posição anatômica (Figura 4.8). Normalmente, a luxação ocorre em virtude de quedas e impactos durante a prática de esportes e pode acometer qualquer articulação do corpo, mas a do ombro costuma ser uma das mais afetadas.

Figura 4.8 Luxação de ombro

Anatomia normal   Luxação anterior   Luxação posterior

Atila Medical Media/Shutterstock

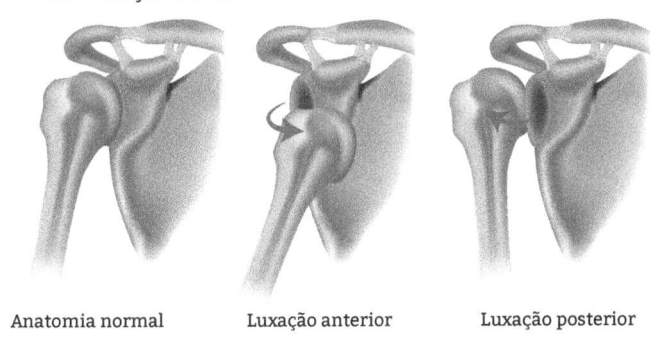

A articulação do ombro tem três graus de liberdade de movimento, ou seja, realiza movimentos em três planos/eixos articulares, quais sejam: (1) plano coronal; (2) plano sagital; e (3) plano transverso. Os movimentos de ombro apresentam grande amplitude e incluem: (a) adução e abdução (plano coronal); (b) flexão e extensão (plano sagital); (c) rotação lateral e medial (plano transverso); e (d) adução e abdução horizontal (plano transverso) (Vara; Pacheco, 2018).

Figura 4.9 Articulação do ombro

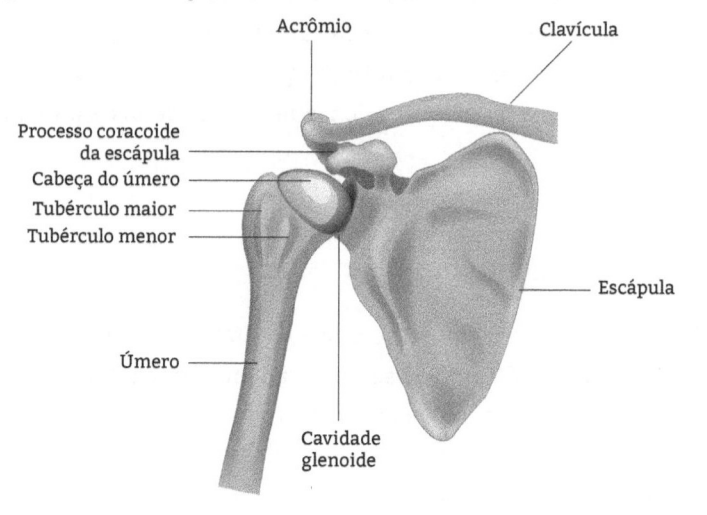

A anatomia da cavidade glenoide (relativamente rasa) e da cabeça do úmero também explica essa predisposição da articulação para a instabilidade e, em casos mais graves, para a ocorrência de luxação, em especial quando a articulação se encontra na posição de abdução com rotação lateral (Figura 4.10). Na prática de alguns esportes, como o handebol, essa posição é muito recorrente.

Figura 4.10 Indivíduo com o ombro direito em posição de rotação lateral e abdução

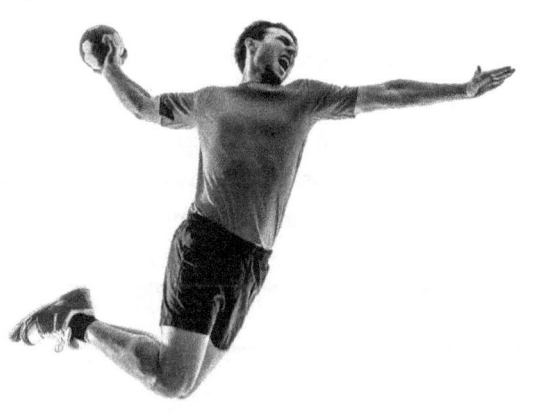

Podemos pensar, ainda, em algumas situações corriqueiras que também trazem risco de luxação. Por exemplo, quando uma pessoa está em pé no transporte público (Figura 4.11) ou pendurando roupa no varal, o ombro fica na posição de abdução com rotação lateral; com isso, existe o risco de acontecer uma luxação anterior de ombro, principalmente em indivíduos que apresentem certa instabilidade nessa articulação.

Figura 4.11 Pessoa em transporte público com o ombro em posição de abdução com rotação lateral

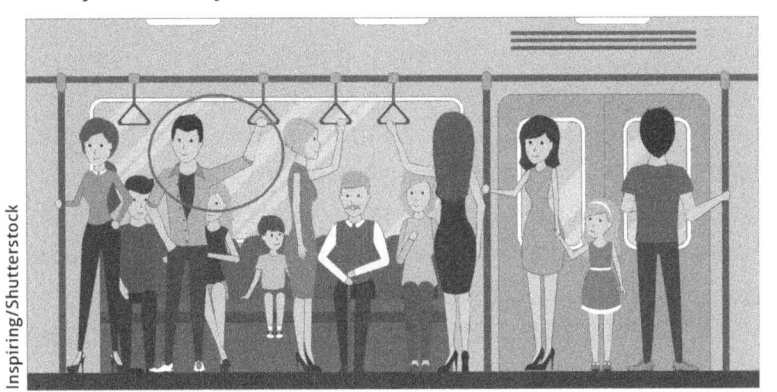

Para compensar as características anatômicas da articulação do ombro, existem quatro músculos que "abraçam" essa articulação, contribuindo para melhorar a estabilidade. Eles são conhecidos como *músculos do manguito rotador*[9] (Figura 4.12), a saber: supraespinhoso, infraespinhoso, redondo menor e subescapular. Esses músculos são responsáveis por manter a cabeça do úmero mais estável em relação à cavidade glenoide.

---

[9] Os músculos do manguito rotador agem da seguinte forma: supraespinhoso – rotação lateral e abdução de ombro; infraespinhoso – rotação lateral de ombro; redondo menor – rotação lateral de ombro; subescapular – rotação medial de ombro.

Figura 4.12 Músculos do manguito rotador

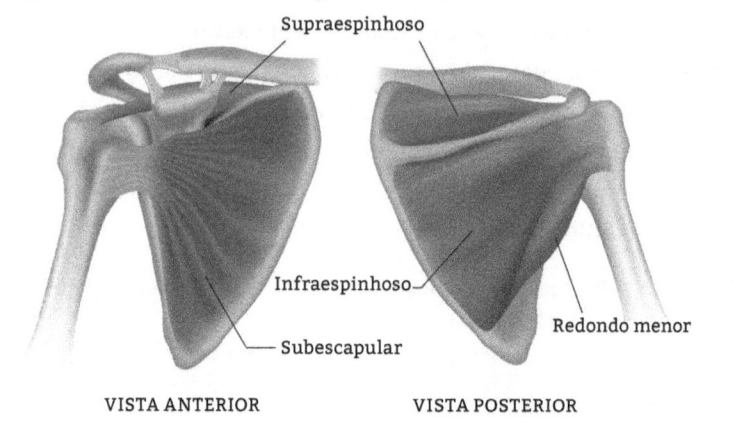

- Supraespinhoso
- Infraespinhoso
- Subescapular
- Redondo menor

VISTA ANTERIOR VISTA POSTERIOR

Atila Medical Media/Shutterstock

Portanto, incluir os músculos do manguito rotador no treino também pode ajudar na prevenção de luxação de ombro.

A articulação do joelho, que tem como função a sustentação, também está vulnerável a diferentes tipos de lesões, incluindo a luxação. O tipo mais comum de luxação em joelhos é a anterior.

Mas, afinal, como identificar uma luxação? Vejamos alguns sintomas:

- A vítima apresenta dor intensa no local.
- Ocorre inchaço (edema).
- Normalmente se observa impotência funcional.
- O local apresenta deformidade.

E como socorrer uma pessoa que tenha sofrido luxação?

- Manter o segmento imobilizado.
- Aplicar gelo no local afetado.
- No caso da luxação de ombro, evitar movimentá-lo até a chegada da equipe de socorro.

Por fim, cabe lembrar que a redução de uma luxação é atividade exclusiva de profissionais treinados e especializados.

4.3.1 Propriocepção

O trabalho de propriocepção, conforme comentado na seção anterior, pode contribuir para a prevenção de luxação e de entorse. Existem dois tipos de propriocepção: por vias de propriocepção inconsciente e por vias de propriocepção consciente. As vias de propriocepção inconsciente correspondem aos órgãos tendinosos[10] de Golgi e aos órgãos fusos musculares[11]. Essas vias levam os impulsos, originados na musculatura e nos tendões, do trato espinocerebelar até o cerebelo, sendo que, nos ligamentos, os proprioceptores "funcionam como protetores e informam a posição respectiva do membro e a tensão ligamentar. Os receptores são estimulados através da sua deformação, realizada por meio da tração ou coaptação articular" (Rossato et al., 2013, p. 58). As vias de propriocepção consciente são as que ascendem pelo fascículo grácil e cuneiforme até o córtex sensorial, permitindo o reconhecimento da posição dos segmentos corporais no espaço (Tortora; Derrickson, 2016).

A propriocepção deve ser trabalhada como prática de prevenção. O treinamento da propriocepção estimula as vias neurais aferentes, que transmitem informações sobre os movimentos e as posturas estáticas, o que ocorre

> em forma de impulso neural codificado para os vários níveis do SNC [...]. A propriocepção pode influenciar a marcha, a força muscular e o equilíbrio, já que estas variáveis dependem da integridade das sensações proprioceptivas. Em relação ao equilíbrio postural, este é mantido, tanto pelas propriedades viscoelásticas dos músculos, quanto por ajustes posturais desencadeados a partir das informações sensoriais visuais, vestibulares e somatossensoriais, sendo a propriocepção uma das fontes sensoriais que parece ter maior expressividade no controle postural. (Rossato et al., 2013, p. 58-59)

---

[10] O órgão tendinoso de Golgi é responsável por detectar a tensão muscular.
[11] O órgão fuso muscular detecta o comprimento do músculo e suas alterações.

Você pode estar se perguntando: Como é possível trabalhar a propriocepção? Observe um exemplo na Figura 4.13, que ilustra o estímulo proprioceptivo por meio da utilização de um disco de propriocepção.

Figura 4.13 Trabalho de propriocepção

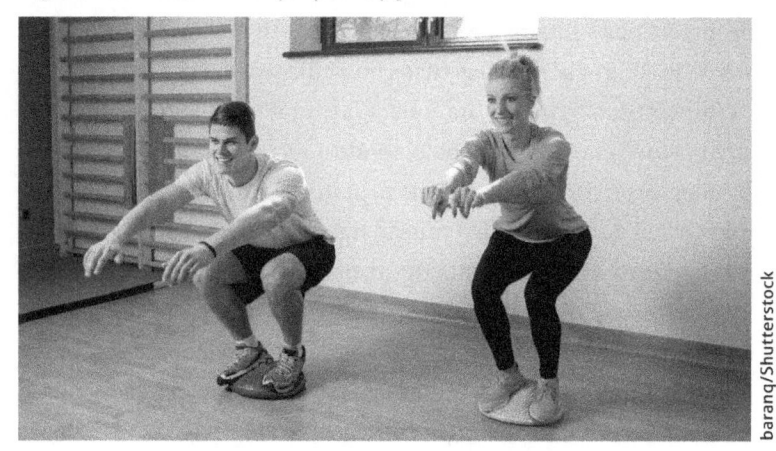

Os exercícios de equilíbrio também podem ser realizados em diferentes superfícies (como areia, argila e grama), com apoio bipodal ou unipodal, com olhos abertos ou fechados. Pranchas de equilíbrio e camas elásticas podem ser igualmente utilizadas. Exercícios que estimulem deslocamento com mudança de direção também são interessantes para o trabalho da propriocepção.

Portanto, podemos entender que os exercícios de propriocepção, ao desafiarem o equilíbrio e quando feitos com segurança, são muito importantes para a prevenção de luxações e entorses.

4.4 Trauma cranioencefálico (TCE)

O encéfalo é protegido pela calota craniana (Figura 4.14). O trauma cranioencefálico (TCE) é um acidente comum, que pode ocorrer em qualquer lugar. Ele pode provocar repercussões em diferentes proporções, inclusive sensoriais e funcionais.

Figura 4.14 Encéfalo protegido pela calota craniana

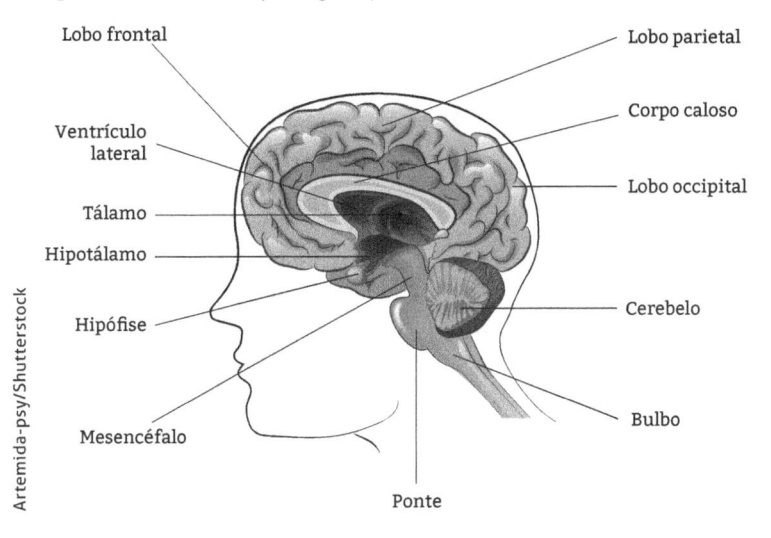

- Lobo frontal
- Ventrículo lateral
- Tálamo
- Hipotálamo
- Hipófise
- Mesencéfalo
- Ponte
- Lobo parietal
- Corpo caloso
- Lobo occipital
- Cerebelo
- Bulbo

De acordo com Menon et al. (2010, citados por Brasil, 2015d, p. 13), o TCE caracteriza-se como uma lesão

> decorrente de um trauma externo, que tenha como consequência alterações anatômicas do crânio, como fratura ou laceração do couro cabeludo, bem como o comprometimento funcional das meninges, encéfalo ou seus vasos, resultando em alterações cerebrais, momentâneas ou permanentes, de natureza cognitiva ou funcional.

As principais causas de TCE são acidentes automobilísticos, quedas, entre outros eventos graves, como ferimento por arma de fogo (FAF) e ferimento por arma branca (FAB). Outras causas que também contribuem para o TCE são os acidentes ocorridos durante os esportes e a recreação, como colisão da cabeça com objetos/equipamentos ou com partes do corpo de adversários, nos casos de esportes de contato (Adekoya; Majumder, 2004, citados por Brasil, 2015d).

Figura 4.15 Hematomas extradural, epidural e subdural

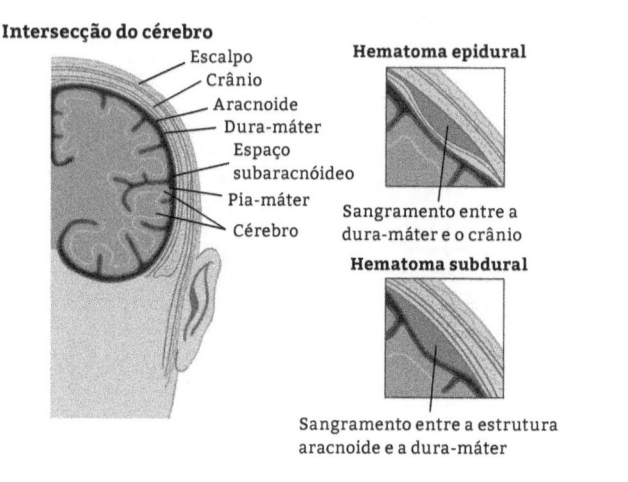

Intersecção do cérebro
- Escalpo
- Crânio
- Aracnoide
- Dura-máter
- Espaço subaracnóideo
- Pia-máter
- Cérebro

Hematoma epidural
Sangramento entre a dura-máter e o crânio

Hematoma subdural
Sangramento entre a estrutura aracnoide e a dura-máter

Fonte: Wilberger; Mao, 2017.

Quanto à caracterização clínica, o TCE pode resultar em:

a. escalpo – quando o couro cabeludo é arrancado do crânio;
b. fraturas da calota cranianas – quando a cabeça sofre colisão com algo ou alguém;
c. contusões cerebrais – que podem apresentar hematomas extradurais, epidurais e/ou subdurais.
d. concussão – quando nenhuma lesão é identificada imediatamente, mas, com a repetição do trauma em várias situações, pode haver, depois de um período, sequelas graves ou até fatais.

Qualquer pessoa com uma lesão na cabeça que resultou em uma mudança no nível de consciência, com o desenvolvimento progressivo de sinais ou sintomas, pode receber os efeitos de uma sobrecarga repetitiva por um longo período. A Figura 4.16 apresenta algumas consequências da concussão.

Figura 4.16 Danos causados pela concussão

Prokopenko Oleg/Shutterstock

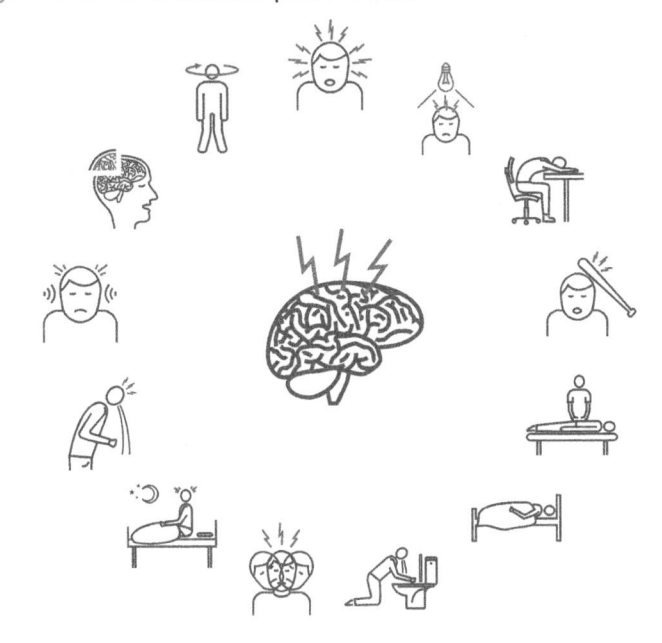

A concussão cerebral, segundo Damiani e Damiani (2019, p. 284, tradução nossa), é "um processo cerebral fisiopatológico complexo induzido por forças biomecânicas externas que causam lesões. Originada por forças dirigidas contra o crânio, a face e/ou o pescoço, a concussão normalmente resulta em disfunção neurológica rápida e transitória". O consenso, hoje, é que as repercussões da concussão no cérebro são fisiológicas e não estruturais.

É preciso considerar que o incidente de uma segunda lesão antes da recuperação completa da primeira concussão pode provocar um resultado pior na recuperação do indivíduo, com "possíveis complicações a longo prazo, como depressão e encefalopatia traumática crônica (ETC)" (Makdissi; Davis; MacCrory, 2014, p. 95, tradução nossa). Estudos transversais apontam que "jogadores de futebol aposentados da Liga Nacional de Futebol Americano (NFL) que sofreram traumatismo craniano recorrente durante suas carreiras sofrem desproporcionalmente de comprometimento cognitivo, depressão e outros problemas de saúde mental" (Makdissi; Davis; MacCrory, 2014, p. 95, tradução nossa). Embora as consequências sejam, de fato, identificadas, ainda não existe um consenso sobre a frequência ou o número de traumas necessários para que ocorram maiores ou menores agravos. De qualquer forma, o uso de equipamentos adequados (como capacetes) pode contribuir para a prevenção.

Quando se trata de lesões por concussão, algumas modalidades apresentam um risco maior. Na luta livre, por exemplo, há uma recorrência de golpes na face/cabeça do adversário. Mesmo que o impacto não seja muito grande, quando realizado sucessivas vezes ao longo dos treinos, pode provocar consequências indesejáveis a médio e longo prazo.

A concussão, portanto, pode ocorrer na prática esportiva, em especial naquelas que apresentam repetição de impactos na cabeça, acarretando distúrbios funcionais e não estruturais no cérebro. Pessoas que sofreram lesão no crânio devem aguardar a plena recuperação antes da volta aos treinos. Ainda assim, esse retorno deve ser gradativo, até chegar às condições normais observadas antes da lesão. Esses cuidados têm de ser tomados porque podem acontecer complicações sérias no caso de uma volta prematura à prática de exercícios físicos. Os sintomas de concussão cerebral vão aparecer conforme a intensidade do impacto, podendo ter repercussões funcionais e estruturais. Até recentemente, nenhuma modalidade de neuroimagem possibilitava a visualização de lesão cerebral causada por concussão.

> *Impactos na cabeça e concussões (sacudida forte na cabeça) causadas por esportes são uma epidemia crescente entre jovens atletas. Concussão é um tipo de lesão cerebral que pode ser causada por uma colisão, choque ou trauma na cabeça, fazendo com que o cérebro se mova rapidamente para frente e para trás. Crianças e adolescentes estão entre o grupo de*

maior risco. A concussão ocorre, principalmente, em aulas de Educação Física, recreio ou outras atividades esportivas nas escolas. (Criança Segura, 2016, p. 9)

Por se tratar de um comprometimento que pode acontecer aos poucos, em virtude da somatório de uma série de eventos, em alguns casos, pode demorar até que a concussão seja encaminhada para uma avaliação detalhada. Entretanto, quando o risco não é detectado precocemente, pode haver danos cerebrais graves.

Em geral, quando pensamos em atividades comuns, como andar de bicicleta, exercício bastante praticado por crianças, não nos vem à cabeça um acidente sério, porém

> *a bicicleta deve ser vista como um veículo, nunca como um brinquedo. O ciclista é considerado um condutor vulnerável, por isso, recomenda-se que os familiares, antes de comprar a bicicleta, orientem o filho a respeito da segurança no trânsito, adquiram capacete, luvas e protetores de joelhos e cotovelos.* (Criança Segura, 2016, p. 10)

Andar de bicicleta expõe o indivíduo a riscos como quedas e ferimentos, podendo comprometer qualquer parte do corpo, inclusive a cabeça. A prática desportiva é responsável por um grande número de casos de concussão, sendo mais frequente entre crianças e adolescentes que praticam esportes de equipe nos quais existe contato físico, situação que, consequentemente, aumenta o risco de colisão.

Damiani e Damiani (2019) destacam que, entre outras patologias com crescente associação a concussões repetidas, as doenças de Alzheimer, Parkinson e esclerose lateral amiotrófica são as mais recorrentes. Estudos recentes demonstraram que, em doentes com história de traumatismos cranianos repetidos, a mortalidade por doenças neurodegenerativas é superior à da população geral.

Agora, cabe perguntar: Como socorrer uma pessoa que passou por um acidente/trauma envolvendo a cabeça? Para classificar o nível de comprometimento do TCE durante o primeiro atendimento, utiliza-se a escala de coma de Glasgow (sobre a qual já comentamos no Capítulo 1). Assim, a fim de prestar o socorro, devem ser observadas as seguintes orientações:

- Deixar a vítima imóvel, em decúbito dorsal.
- Realizar o ABCDE de atendimento em primeiros socorros (descrito no Capítulo 1).
- Chamar o atendimento especializado o mais rápido possível, pois esse tipo de acidente só pode ser tratado por profissionais capacitados.

4.5 Trauma de tórax

O trauma no tórax também pode levar a casos graves. A maior parte dos traumatismos torácicos é provocada por acidentes de trânsito, mas eles também podem ocorrer em atividades esportivas. A gravidade do trauma vai depender da quantidade de estruturas afetadas e do nível de comprometimento destas.

Durante as aulas de Educação Física, deve-se tomar cuidado em relação ao contato físico com consequente impacto no tórax, como no caso de cotoveladas, chutes ou lançamento de objetos (bolas, por exemplo, principalmente se forem muito duras). Os alunos também devem ser orientados quanto ao uso de bastões ou outros objetos que possam trazer riscos, se usados de maneira incorreta. Na Figura 4.17, observamos a fratura em uma costela, lesão que pode ser causada em decorrência de esportes de contato, lutas, mau uso de materiais, como bastões de madeira, e quedas. Portanto, faz-se necessário conhecer o ambiente e os materiais que serão utilizados, bem como ter consciência em relação às práticas de prevenção.

Figura 4.17 Fratura de costela

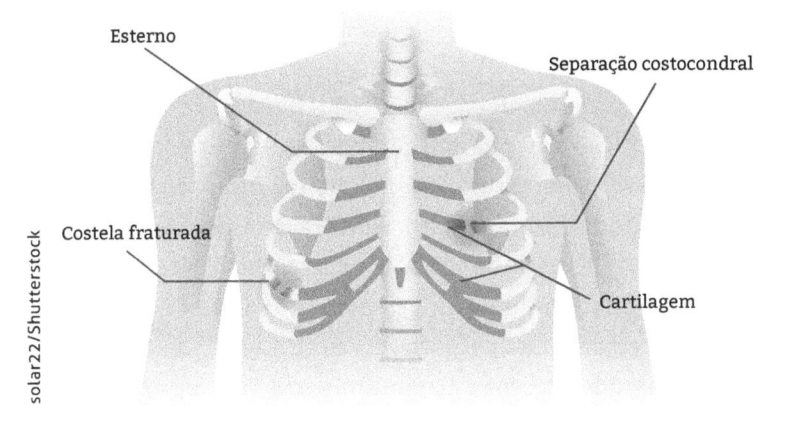

Esterno
Separação costocondral
Costela fraturada
Cartilagem

solar22/Shutterstock

Em ambientes como academias de musculação, por exemplo, deve-se dar atenção a exercícios como supino, a fim de evitar que o aluno não corra o risco de que alguma carga caia na região do tórax. Para tanto, é preciso aplicar algumas medidas de segurança em relação ao uso do próprio equipamento, bem como assegurar o acompanhamento profissional, com o objetivo de prevenir esse tipo de lesão.

Como a região do tórax é muito importante em virtude dos órgãos que abriga, uma pessoa acidentada com trauma de tórax é um caso considerado grave, visto que pode acarretar hipóxia e até mesmo parada cardiorrespiratória (PCR). Em caso de acidente que envolva trauma de tórax, os primeiros socorros são os mesmos aplicados em TCE.

4.6 Trauma raquimedular (TRM)

O trauma raquimedular (TRM) é um dano que ocorre na medula espinhal, podendo provocar a diminuição ou a perda da função sensória e/ou motora. O dano pode ser completo – quando todas as vias (motoras e sensoriais) são seccionadas/

lesionadas – ou incompleto – quando algumas vias (motoras e/ou sensoriais) são preservadas, o que depende do percentual de comprometimento nervoso nos diferentes níveis da coluna vertebral.

A TRM traz algumas consequências: (a) paralisia[12]; (b) paresia[13]; (c) alteração do tônus muscular; (d) alteração ou perda dos reflexos superficiais e profundos; (e) alteração ou perda da sensibilidade tátil, da dor, da pressão, da vibração e da sensibilidade proprioceptiva; (f) perda de controle esfincteriano; (g) disfunção sexual; (h) alterações autonômicas, como alteração de sudorese, controle de temperatura corporal, entre outras (Brasil, 2015c).

O número de pessoas acometidas por TRM no mundo é grande; estima-se que haja, aproximadamente, de 15 a 40 novos casos para cada milhão de habitantes. No Brasil, a principal causa é o trauma por FAF, FAB, acidentes automobilísticos, quedas e atropelamentos. Calcula-se que, só no Brasil, ocorram 40 novos casos por ano a cada milhão de habitantes, sendo 80% homens jovens (Brasil, 2015c). Segundo Dhillon et al. (2017), nos Estados Unidos, o número de casos em crianças representa menos que 10% do total. Os mesmos autores apontam que o nível mais comum em crianças é o trauma cervical, que tem como consequência déficits neurológicos e necessidade de tratamento interdisciplinar por um longo período.

A maioria das lesões na medula espinhal é causada por algum trauma, decorrente de práticas de esportes de contato e mergulho, quedas, violência etc. Os efeitos da lesão dependem: (1) da extensão do trauma na medula espinhal; (2) da compressão do cordão, causada pela fratura; (3) do deslocamento das vértebras; ou (4) do aparecimento de coágulos sanguíneos. Embora qualquer segmento da medula espinhal possa sofrer com o trauma, os locais mais comuns de lesão são as regiões cervical, torácica

---

[12] Ausência de movimento.
[13] Diminuição da força muscular.

inferior e lombar superior. Conforme a localização e a extensão dos danos, ocorre a paralisia. A dimensão da paralisia dos músculos esqueléticos depende do nível de lesão. Quanto mais próxima a lesão estiver da cabeça, maior será a área do corpo que poderá ser afetada.

Na Figura 4.18, observamos cada segmento que compõe a coluna vertebral: cervical, torácico, lombar e sacrococcígeo. Cada um deles inerva um músculo ou mais. Dessa forma, com a realização de testes de movimentos, é possível averiguar o nível de comprometimento dos segmento da medula.

Figura 4.18 Segmentos da coluna vertebral/medula espinhal

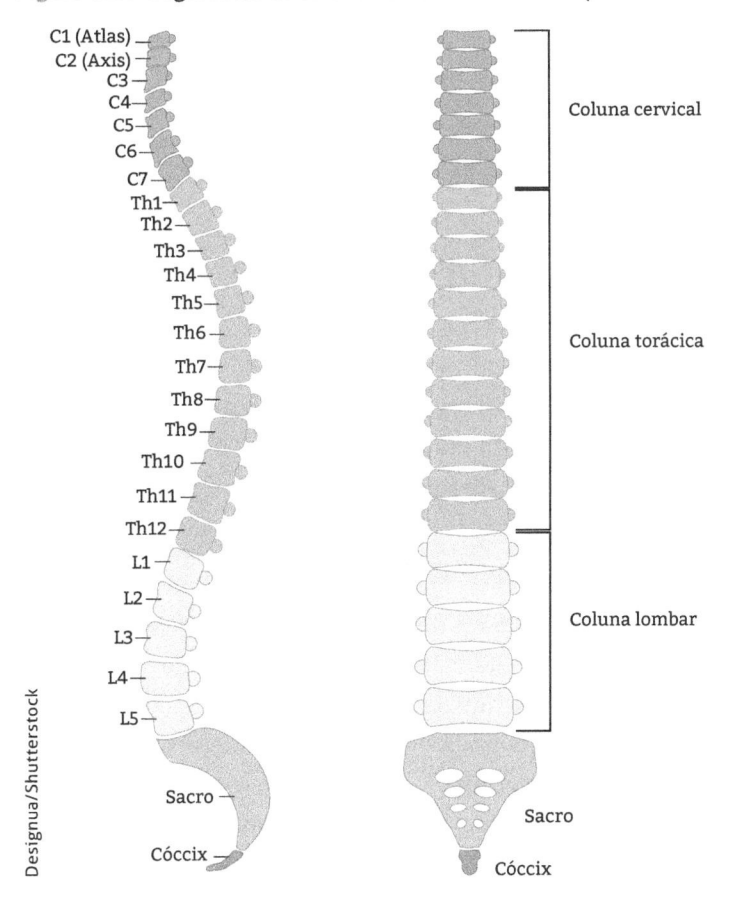

Vejamos, agora, alguns exemplos de segmentos, seus respectivos níveis na medula e repercussões sensoriais e/ou funcionais em caso de lesão por TRM.

Quadro 4.1 Nível da lesão medular e respectivas repercussões

Nível	Segmento	Repercussão
C5	Cotovelo	Flexão
C6	Cotovelo	Extensão
C7	Punho	Extensão
C8	Do 2º ao 5º dedos (quirodáctilos)	Flexão, articulação metacarpofalangeana (MCF)
T1	Dedo mínimo (ou 5º quirodáctilo)	abdução
L2	Quadril	Flexão
L3	Joelho	Extensão
L4	Tornozelo	Dorsiflexão
L5	1º pododáctilo	Extensão
S1	Tornozelo	Plantiflexão

Fonte: Elaborado com base em Tortora; Derrickson, 2016.

Vale lembrar que os pisos escorregadios ou sujos, a desorganização material e a falta de colaboração dos alunos contribuem para ampliar o risco de queda e colisões, aumentando, assim, o risco de traumatismo craniano, torácico, TRM e fraturas em qualquer segmento corporal.

Em caso de suspeita de lesão medular, é necessário proceder da seguinte maneira para prestar socorro:

- A vítima deve ficar imobilizada em decúbito dorsal.
- Se for preciso realizar algum movimento, ele deve ser em bloco, pois, se houver um traço de lesão incompleto, ao movimentar a pessoa, pode gerar um agravo maior.
- É indicado verificar se a vítima está com a sensibilidade normal. Para isso, pode-se pedir, por exemplo, que ela movimente os dedos dos pés. Uma outra alternativa é tocar nas extremidades e perguntar se ela está sentindo o toque.

- Deve-se chamar o socorro o mais rápido possível.
- Enquanto a equipe especializada não chega, deve-se manter a vítima em posição estável e segura e observar cada detalhe, incluindo os sinais vitais.

Síntese

Neste capítulo, abordamos alguns tipos de fratura e suas possíveis causas. Destacamos os acidentes que ocorrem durante a prática de exercício físico, abrangendo, em particular, a atuação do professor de Educação Física nas escolas e, em geral, do profissional da área de educação física. Posteriormente, apresentamos o que fazer em caso de entorse, que ocorre quando há tração nos tendões e/ou nos ligamentos.

Na sequência, tratamos da luxação e da importância do trabalho de propriocepção, pois ajuda a prevenir ocorrências tanto de luxação quanto de entorse. Depois, enfocamos o TCE e o trauma de tórax. Vimos que soluções simples podem levar à redução do risco desses tipos de ocorrências. Finalizamos o capítulo apresentando o TRM e o que deve ser feito para socorrer vítimas nessa condição.

Ao longo do capítulo, mostramos as maneiras de socorrer vítimas de determinados acidentes e quais são as melhores formas de prevenção. Esse tipo reflexão é fundamental para que o professor esteja mais preparado e consciente das possibilidades de prevenção de fraturas consideradas sérias.

Atividades de autoavaliação

1. Assinale a alternativa que indica a situação que caracteriza a perda de continuidade do osso:
    a) Fratura.
    b) Entorse.

c) Luxação.
d) Hemorragia.
e) Equimose.

2. Ocorre a tração de tendões e/ou ligamentos e pode haver diferentes níveis de comprometimento; os locais mais afetados são as articulações do tornozelo, do ombro, do joelho, do punho e dos dedos.
Essa descrição refere-se à ocorrência de:
a) fratura.
b) entorse.
c) luxação.
d) hemorragia.
e) equimose.

3. Complete a lacuna do texto a seguir:
_____ é caracterizada pela perda do contato articular. O ombro é uma das articulações mais atingidas, principalmente quando efetua constantemente a posição de abdução com rotação lateral.
Assinale a alternativa que preenche corretamente a lacuna:
a) A fratura.
b) A entorse.
c) A luxação.
d) A hemorragia.
e) A equimose.

4. Leia a descrição seguir:
Corresponde a qualquer lesão decorrente de um trauma externo, que tenha como consequência alterações anatômicas do crânio, como fratura ou laceração do couro cabeludo. Compromete igualmente o sistema funcional das meninges, do encéfalo ou de seus vasos, resultando em alterações

cerebrais, momentâneas ou permanentes, de natureza cognitiva ou funcional.

Essa descrição refere-se à ocorrência de:

a) desmaio.
b) entorse.
c) escalpo.
d) TCE.
e) hematoma.

5. O texto a seguir descreve qual tipo de lesão cerebral?

É um tipo de lesão decorrente de colisão, choque ou trauma na cabeça, fazendo com que o cérebro se mova rapidamente para a frente e para trás. As crianças e os adolescentes estão entre o grupo de maior risco. Ocorre, principalmente, nas aulas de Educação Física, no recreio ou em outras atividades esportivas dentro das escolas.

Assinale a alternativa correta:

a) Paralisia cerebral.
b) Lesão de cerebelo.
c) Concussão.
d) Trauma cervical.
e) Lesão medular.

Atividades de aprendizagem

Questões para reflexão

1. Observe a Figura 4.19, que ilustra a coluna vertebral. Faça uma lista dos movimentos que são comprometidos em caso de lesão medular, de acordo com cada nível. Reflita sobre algum gesto esportivo que contemple os movimentos em cada nível analisado.

Figura 4.19 Coluna vertebral

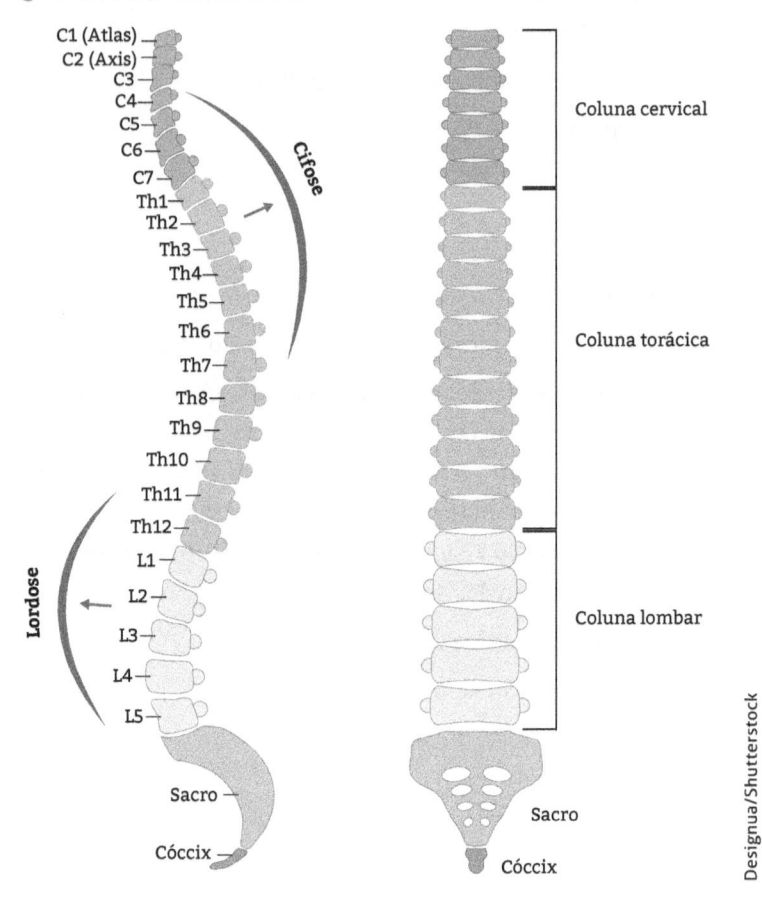

2. Ainda considerando a Figura 4.19, relacione cada nível medular com a respectiva alteração da sensibilidade.

Atividade aplicada: prática

1. Os músculos do manguito rotador são quatro: (1) supraespinhoso; (2) infraespinhoso; (3) redondo menor; e (4) subescapular. Com base nesse conhecimento, elabore dois exercícios físicos que trabalhem especificamente esses músculos, sendo um necessariamente voltado para os rotadores laterais de ombro e o outro para os rotadores mediais de ombro.

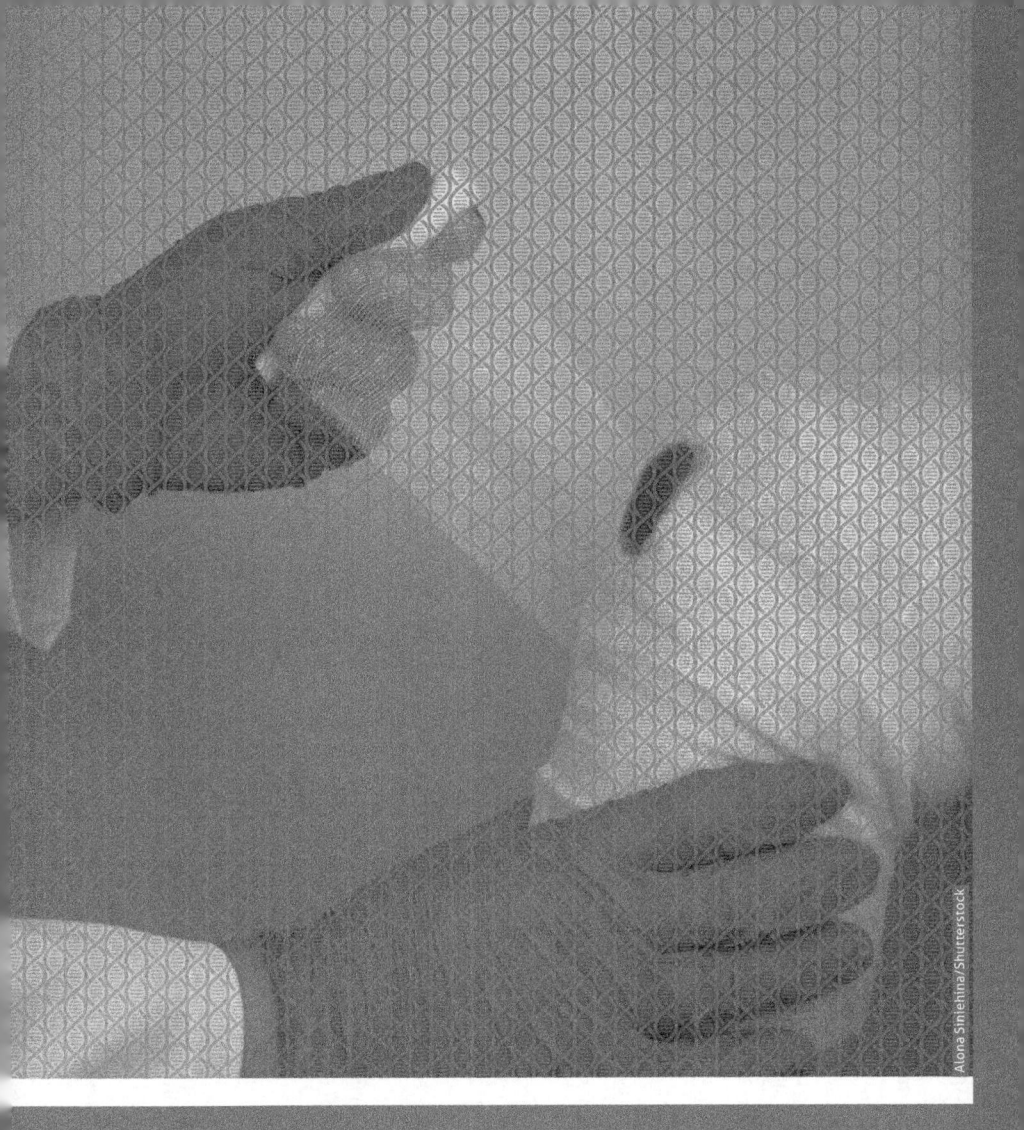

Capítulo 5

Urgências e emergências clínicas:
últimas ocorrências

Neste capítulo, abordaremos a hemorragia, que pode ser definida como a perda de sangue em virtude de um ferimento. Em decorrência do trauma, o sangue sai pelas cavidades naturais ou por orifícios produzidos. Trataremos também dos ferimentos e seus riscos em atividades e programas planejados, conhecimento que ajuda a minimizar os acidentes. Os ferimentos (considerando-se os que acontecem predominantemente em tecidos moles) são lesões que podem ser causadas por agentes físicos ou químicos.

Posteriormente, apresentaremos os acidentes que decorrem do contato com animais peçonhentos, que podem acontecer nas mais diversas situações, mas exigem atenção especial na realização de atividades em meio natural, quando é preciso considerar todas as possibilidades de socorro, caso aconteça algo indesejado. Por fim, descreveremos a intoxicação exógena, a eletrocussão e as queimaduras. Haja vista que tais acidentes podem provocar a morte, concentraremos o foco em estratégias de prevenção.

5.1 Hemorragia

Para compreender as grandes hemorragias e os riscos que elas trazem, primeiramente é necessário relembrar alguns temas importantes sobre o **sangue**.

O sangue compõe-se de diversas células (Figura 5.1), cada qual dotada de uma função distinta: existem aquelas relacionadas à coagulação ou à defesa do organismo, mas todas desempenham um papel muito importante no transporte de oxigênio e gás carbônico, visto que a falha nesse transporte pode trazer consequências graves em poucos minutos.

Nosso organismo transporta substâncias pelo corpo através do sangue. Os nutrientes absorvidos pelo intestino, por exemplo, são carregados para as outras células do organismo pelo sangue. Ele também circula pelo corpo humano levando o oxigênio e os nutrientes necessários para as células e resgatando o gás carbônico para que seja eliminado pela respiração.

Figura 5.1 Células do sangue

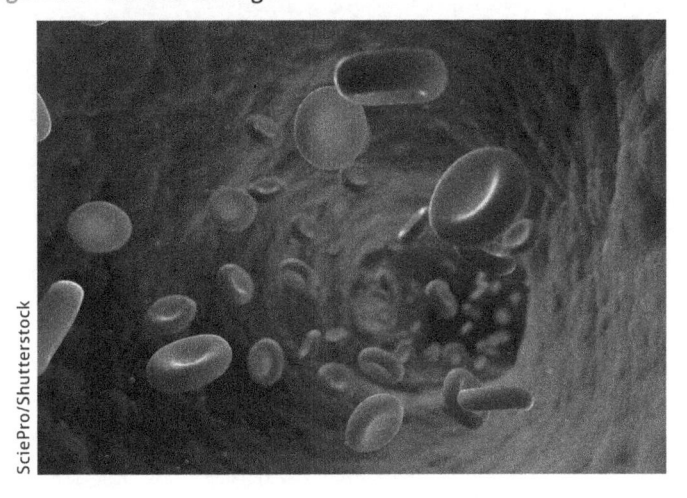

SciePro/Shutterstock

Conceitualmente, de acordo com Tortora e Derrickson (2016, p. 662, tradução nossa), o sangue "é um tecido conjuntivo líquido que consiste em células rodeadas por uma matriz extracelular líquida", chamada de *plasma sanguíneo*. As células sanguíneas são formadas na medula óssea (Figura 5.2), quais sejam: (a) hemácias (glóbulos vermelhos), responsáveis por transportar o oxigênio dos pulmões para as células do organismo, bem como retirar o gás carbônico das células para devolver aos pulmões; (b) leucócitos (glóbulos brancos), que defendem o corpo das infecções; e (c) plaquetas, que realizam a coagulação sanguínea.

O sangue das artérias tem uma cor vermelha mais vibrante; o sangue venoso, por sua vez, apresenta uma tonalidade mais escura. O volume de sangue em nosso corpo corresponde a aproximadamente de 7 a 8% da massa corporal. Por exemplo, um indivíduo de 80 kg de massa terá, em seu organismo, de 5,6[1] a 6,4[2] litros de sangue.

---

[1] O cálculo para a obtenção desse valor é feito da seguinte maneira: 80 kg × 0,07 = 5,6.
[2] O cálculo para a obtenção desse valor é feito da seguinte maneira: 80 kg × 0,08 = 6,4.

Figura 5.2 Medula óssea

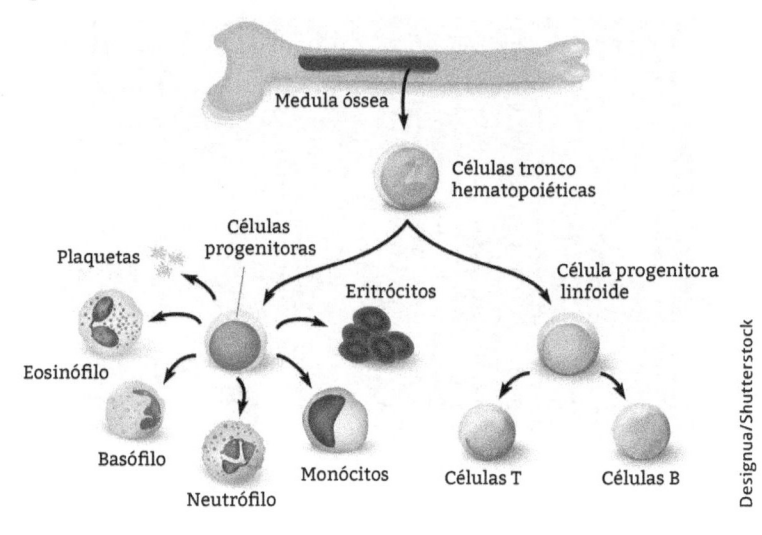

Medula óssea
Células tronco hematopoiéticas
Células progenitoras
Plaquetas
Eritrócitos
Célula progenitora linfoide
Eosinófilo
Basófilo
Neutrófilo
Monócitos
Células T
Células B

Designua/Shutterstock

Considerando-se a importância da circulação do sangue em nosso organismo, fica simples entender o quanto uma hemorragia pode trazer prejuízos para todos os órgãos. Uma perda de 15% de sangue faz com que o indivíduo comece a sentir os primeiros efeitos, como o aumento da frequência cardíaca, podendo apresentar vertigem e frio, caso haja menos sangue circulando nas extremidades. Os efeitos da hemorragia tendem a aumentar, pois os órgãos que precisam do sangue vão sofrendo cada vez mais com essa ausência. Se a pessoa chegar a perder 40% do sangue, ela ficará com tão pouco que a pressão arterial (PA) abaixará de maneira brusca. Assim, sem PA, o sangue passará a ter dificuldade para circular, podendo, na sequência, advir uma parada cardiorrespiratória (PCR).

Outra consequência da diminuição/falta de sangue circulante pode ser a anóxia, ou falta de oxigênio no cérebro, que pode levar a danos cerebrais irreversíveis. Na verdade, quanto mais tempo o cérebro fica sem oxigênio, maior é o risco de sequelas (o que também depende da área comprometida), podendo ocorrer até mesmo a morte. A anóxia acontece em razão de hemorragia, mas também de parada respiratória. Por isso, é imprescindível ficar atento aos sinais que indiquem anóxia, como aumento da frequência cardíaca, dispneia[3], cianose de extremidades[4] (Figura 5.3) e inconsciência.

Figura 5.3 Cianose de extremidades

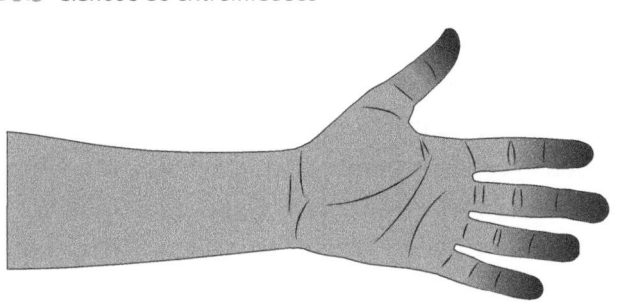

Logo, em uma situação com perda de sangue, quanto maior e mais rápida a perda sanguínea, maior o risco.

Agora que já relembramos a importância do sangue para o funcionamento de nosso organismo, vejamos o que é a **hemorragia**. A hemorragia pode ser definida como uma perda de sangue em virtude de um ferimento. Esse fluir sanguíneo para fora do corpo pode ocorrer por meio de orifícios naturais[5] ou por orifícios produzidos em virtude de trauma, com rompimento de veias, artérias ou capilares.

---

[3] Dificuldade para respirar.
[4] Extremidades arroxeadas, que evidenciam comprometimento circulatório.
[5] Boca, narinas, canal auditivo, canal vaginal/anal.

Figura 5.4 Hemorragia arterial, venosa e capilar

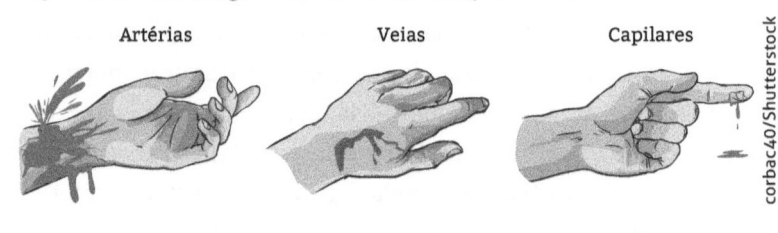

Artérias   Veias   Capilares

Você pode estar se perguntando: Como identificar o tipo de vaso lesionado? Tortora e Derrickson (2016) propõem a seguinte distinção:

a. Quando decorrente de hemorragia arterial, o sangue sai em jato pulsátil, na cor vermelho vivo.
b. Quando se trata de hemorragia venosa, o sangue tem cor mais escura e sai de maneira lenta e contínua.
c. Quando se rompem capilares, o sangue forma pequenas poças, pois a perda é lenta, em pequenas gotas, e o sangue tem cor intermediária.

A hemorragia pode ser interna ou externa. A hemorragia externa acontece quando o sangue se encaminha para o exterior do organismo, e hemorragia interna, quando o sangue extravasa dentro do corpo.

O quadro será tanto mais grave quanto maiores forem a quantidade e a velocidade de extravasamento do sangue.

Agora, cabe questionar: O fazer em caso de hemorragia externa?

- Um dos métodos eficazes é o de pressão direta (Figura 5.5), em que se deve comprimir a artéria lesionada para diminuir a saída de sangue. Para isso, é importante ter uma boa noção do local que deverá ser pressionado.

Figura 5.5 Compressão direta

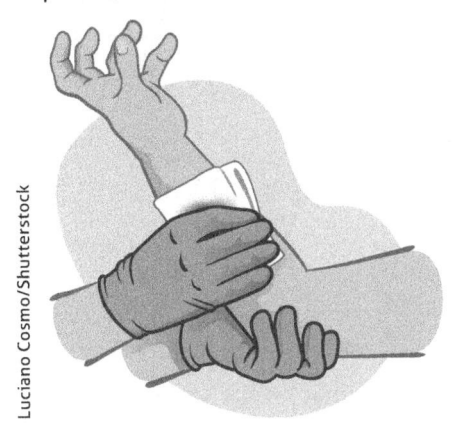

Luciano Cosmo/Shutterstock

- Caso a hemorragia seja no nível da região temporal e parietal, a compressão deve ser feita na artéria temporal. As hemorragias no membro superior exigem compressão na artéria braquial, enquanto as hemorragias no membro inferior requerem compressão na artéria femoral. O conhecimento dessas regiões e artérias depende de um saber geral sobre o corpo. Observe a Figura 5.6.

Figura 5.6 Localização das artérias no corpo humano

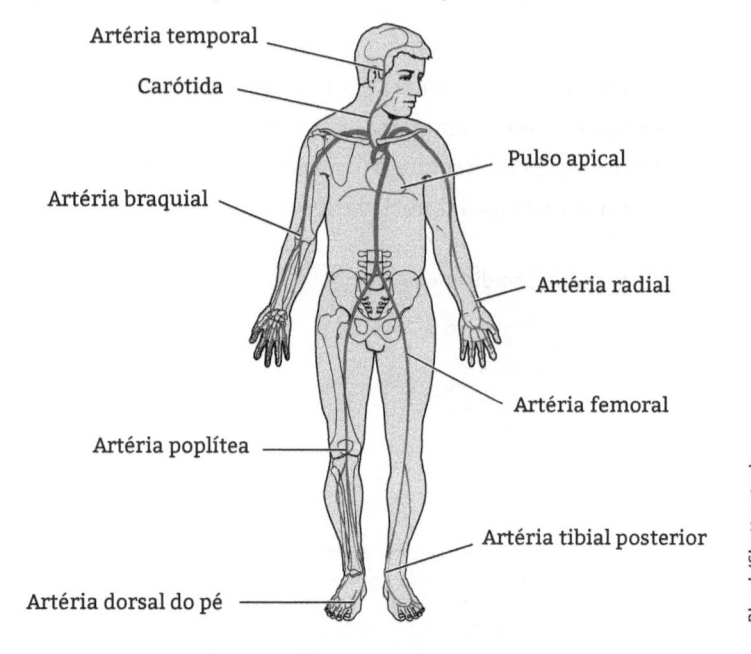

- Artéria temporal
- Carótida
- Pulso apical
- Artéria braquial
- Artéria radial
- Artéria femoral
- Artéria poplítea
- Artéria tibial posterior
- Artéria dorsal do pé

Blamb/Shutterstock

- A elevação de membros superiores ou inferiores (onde ocorreu a lesão) pode contribuir no controle do sangramento.
- Para conter o sangramento, também é possível fazer o torniquete. Para realizar esse procedimento, devem ser observadas as seguintes instruções:

1. *Utilizar EPI;*
2. *Expor o ferimento (cortar as vestes se necessário);*
3. *Verificar a presença do pulso e a perfusão distal;*
4. *Instalar o dispositivo escolhido imediatamente acima do ferimento (sentido proximal);*
5. *Aplicar força de compressão suficiente até produzir uma pressão que cesse completamente o sangramento e o fluxo arterial distal:*
    - *Com esfigmomanômetro: insuflar o manguito;*
    - *Com recurso adaptado com pelo menos 10 cm de largura: promover compressão por garroteamento;*
    - *Com dispositivo específico comercial: seguir as orientações do fabricante para o correto manuseio e alcance dos objetivos;*

6. *Registrar a realização do procedimento e a hora do início da aplicação do torniquete na ficha/boletim de atendimento;*
7. *Manter o ferimento coberto, com atenção especial à reavaliação do local, monitorando a presença de novos sangramentos.* (Brasil, 2016b)

Figura 5.7 Procedimento de giro do objeto para realizar o torniquete

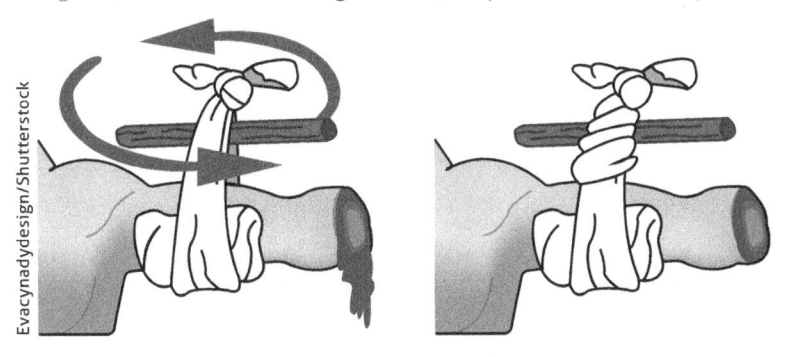

Preste atenção!

O torniquete é utilizado somente em caso de amputação em membros, em uma situação com perda de sangue excessiva e de difícil controle. Por isso precisa ser feito com muita cautela. A Figura 5.7 mostra uma opção de material para fazer o torniquete, mas é importante ficar atento para não provocar agravos.

Vale ressaltar que a má utilização do torniquete pode resultar em comprometimento circulatório. Não devem ser utilizados fios de arame, corda ou barbante (Brasil, 2013).

E em caso de hemorragia interna, como prestar socorro imediato? Primeiro, é preciso confirmar a suspeita desse tipo de hemorragia. Para isso, deve-se averiguar (1) se houve algum impacto forte na região do abdômen, sem lesão externa aparente; (2) se a pessoa sofreu uma queda; (3) se houve ocorrência de contusão contra o volante do carro; (4) se algum objeto pesado caiu sobre o abdômen/pelve da vítima. Deve-se também verificar se a pessoa apresenta pulso fraco e rápido; pele fria e pegajosa; suor frio e abundante; sede; vertigens e náuseas; vômito de sangue e dispneia (dificuldade para respirar). Caso apresente tais sintomas, há grandes chances de haver uma hemorragia interna em andamento.

Depois de a suspeita ter sido confirmada, devem ser observadas as seguintes instruções:

- A vítima deve ser mantida em decúbito dorsal, com a cabeça no mesmo nível do corpo ou mais baixa. Porém, em caso de fratura na calota craniana, a cabeça deve ficar mais elevada.
- Pode-se aplicar compressa fria no possível local da hemorragia.
- A vítima deve permanecer em estado de repouso.
- Não se deve oferecer qualquer tipo de líquido à vítima, mesmo que ela tenha sede (Brasil, 2013).

Cabe ressaltar que o excesso de perda de sangue aumenta o risco de choque hipovolêmico. O choque hemorrágico/hipovolêmico corresponde à diminuição de oxigênio na circulação em virtude da perda excessiva de sangue, o que pode provocar sequelas sérias em poucos segundos.

Tipos de hemorragias

Vejamos, agora, três tipos comuns de hemorragias e suas condições específicas.

1. **Epistaxe** (hemorragia nasal ou rinorragia): é a perda de sangue pelo nariz, sendo que ocorre mais comumente quando os minúsculos vasos sanguíneos dentro das narinas são rompidos, como no caso de golpe no nariz. As hemorragias nasais também ocorrem como resultado do aumento da PA.

Uma hemorragia nasal pode ser considerada grave se a vítima perder muito sangue. Além disso, se o sangramento for decorrente de um ferimento na cabeça, pode indicar um quadro muito sério. As possíveis causas de epistaxe são: trauma, presença de corpo estranho e ar seco. Quem estiver prestando socorro à vítima que apresenta esse quadro deve:

- pedir que ela se sente em local fresco, com tórax recostado e a cabeça levantada;
- tranquilizá-la;
- comprimir a narina;
- aplicar compressa fria.

2. **Hemoptise**: corresponde à perda de sangue que vem dos pulmões, pelas vias respiratórias. As possíveis causas são: tuberculose, tumor pulmonar e traumatismo. O atendimento nesse tipo de caso prevê:
    - manter a vítima calma;
    - ligar para o serviço especializado (Serviço de Atendimento Móvel de Urgência – Samu).
3. **Hematêmese**: é a perda de sangue através de vômito, portanto de origem gástrica. As possíveis causas da hematêmese estão relacionadas com a úlcera e as varizes do esôfago. Nesse caso, é indicado:
    - manter a vítima parada (pode ser na posição sentada);
    - chamar o socorro especializado (Samu).

5.2 Ferimentos

Os ferimentos (considerando-se os que acontecem predominantemente em tecidos moles) são lesões causadas por agentes físicos ou químicos. De acordo com o *Manual operacional de bombeiros* (2016, p. 165), "Os agentes físicos podem ser de natureza mecânica, elétrica, térmica e irradiante. Os agentes químicos podem ser ácidos ou básicos". Nesta seção, vamos focalizar os agentes físicos de natureza mecânica[6]. Iniciemos pela classificação dos ferimentos quanto aos tipos de penetração.

Quadro 5.1 Classificação dos ferimentos quanto à penetração

Penetrabilidade	Comprometimento
Superficial	Derme e epiderme
Profundo	Hipoderme, podendo atingir músculos, tendões, ligamentos, ossos e órgãos

Quanto à profundidade, observe, na Figura 5.8, a localização da epiderme, da derme e da hipoderme.

Figura 5.8 Camadas da pele humana

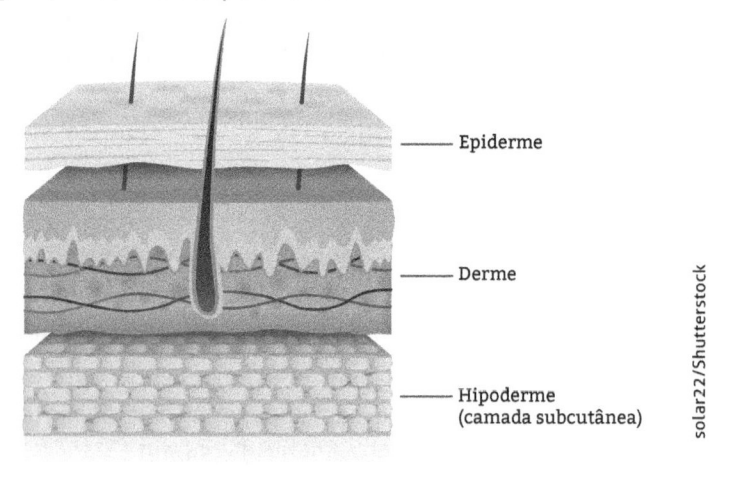

— Epiderme

— Derme

— Hipoderme (camada subcutânea)

solar22/Shutterstock

Quanto à complexidade do ferimento, este pode ser: simples – quando não há perda de tecido, contaminação ou presença de corpo estranho implantado no ferimento – ou complexo – quando ocorre perda de tecido, esmagamento, amputação ou penetração

---

[6] O conteúdo apresentado ao longo desta seção sobre os ferimentos tem como base o *Manual operacional de bombeiros* (2016).

de corpo estranho. Quanto ao nível de contaminação, existem três possibilidades: (1) limpo, quando não há resíduos; (2) contaminado, quando apresenta sujidades, corpo estranho (ferimentos com tempo superior a 6 horas entre o trauma e o tratamento definitivo no ambiente hospitalar também são considerados contaminados ainda que não apresentem corpo estranho); e (3) infectado, quando contém edema, rubor, dor, aumento da temperatura local e secreção purulenta.

No que diz respeito à integridade da pele, o ferimento pode estar fechado ou aberto. Os ferimentos fechados (contusão) correspondem aos seguintes casos:

- **Equimose**: apresenta coloração inicialmente avermelhada, depois arroxeada e mais no final esverdeada, amarelada, até a recuperação total do tom da pele. A equimose ocorre em virtude da ruptura de capilares e do extravasamento de sangue no tecido subcutâneo, sem formação de edema.
- **Hematoma**: apresenta a mesma coloração da equimose, mas, diferentemente desta, também contém edema, em virtude de lesão dos vasos.

Importante!

A **equimose** e o **hematoma** são tipos diferentes de ferimentos, embora se pareçam. Para sanar a dúvida na avaliação de um ferimento, basta observar: quando se sente um edema (volume), trata-se de hematoma; do contrário, é equimose.

Os ferimentos abertos, por sua vez, correspondem às seguintes situações:

- **Escoriações/ferimentos abrasivos**: são resultantes de atrito que lesionam a epiderme, podendo provocar rompimento de capilares e sangramento.

Figura 5.9 Escoriação

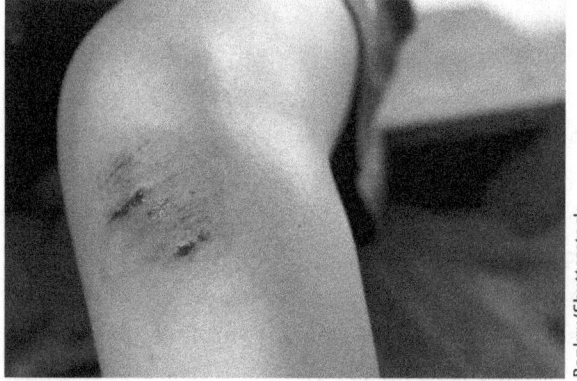

- **Feridas incisas:** o objeto causador desse tipo de ferida é cortante, por exemplo, faca, vidro, lâmina, bisturi, papel. Correspondem a lesões com bordas regulares, com comprimento maior do que a largura e profundidade.

Figura 5.10 Ferimento inciso

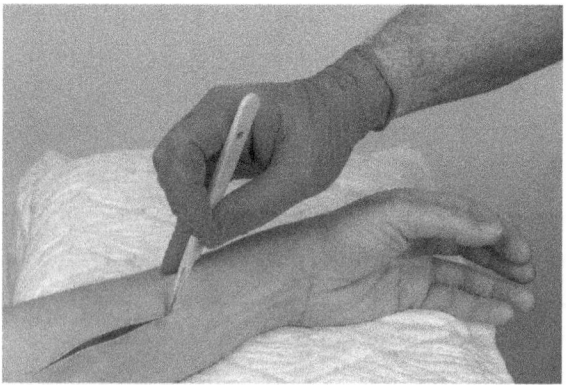

- **Feridas puntiformes ou perfurantes:** visualmente são pequenas, quando comparadas com a profundidade, porém podem atingir órgãos vitais. O agente causador é fino e pontiagudo, por exemplo, prego, furador de gelo, ponta de lápis, compasso (Brasil, 2003).

Figura 5.11 Ferimento puntiforme

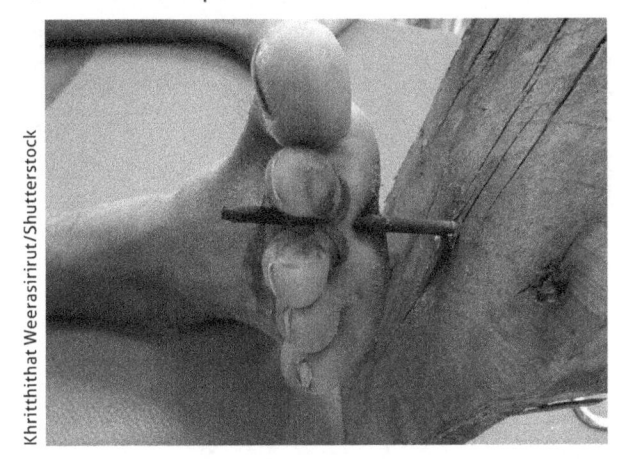

- **Feridas contusas**: são causadas por objetos de ponta romba, como pau e pedra, e produzem um ferimento com bordas irregulares.

Figura 5.12 Ferida contusa

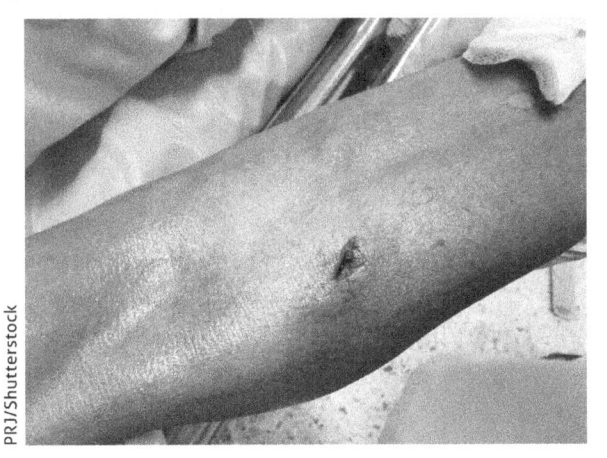

- **Amputação**: é a remoção de um segmento do corpo em virtude de trauma ou cirurgia. Esse ferimento pode ser causado por objetos cortantes, esmagamento ou tração do membro.

Figura 5.13 Amputação

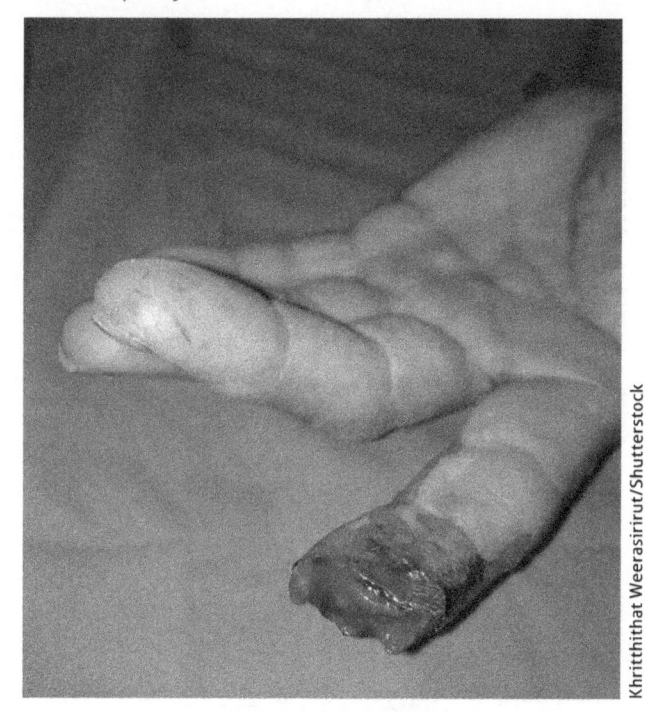

- **Evisceração**: ocorre quando o trauma produz a saída das vísceras de dentro do corpo (ver Figura 3.10, no Capítulo 3 deste livro).

Os ferimentos também são classificados em penetrantes – ao produzirem um orifício de entrada – e transfixantes – quando formam um orifício de entrada e um segundo orifício de saída, ou seja, têm como característica o atravessamento.

Figura 5.14 Tipos de ferimentos na pele

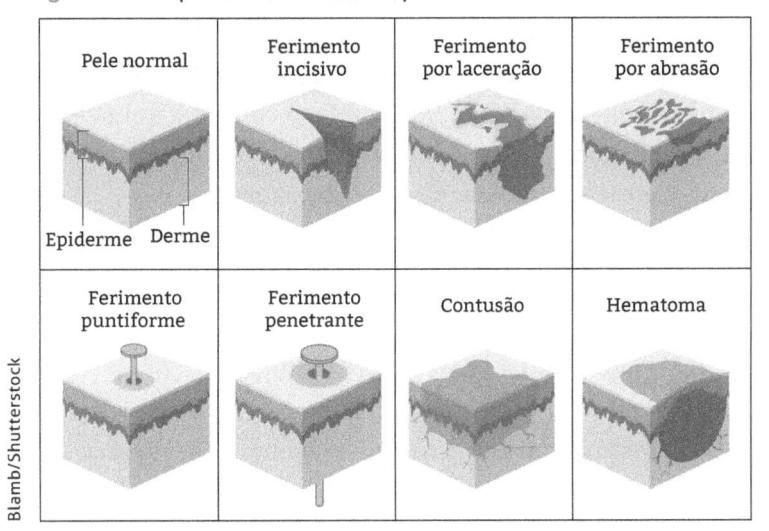

Pele normal	Ferimento incisivo	Ferimento por laceração	Ferimento por abrasão
Epiderme Derme			
Ferimento puntiforme	Ferimento penetrante	Contusão	Hematoma

Blamb/Shutterstock

Na figura, podemos observar os tipos de ferimentos em relação aos níveis de comprometimento da pele.

Procedimentos de primeiros socorros em casos de ferimentos

Depois de conhecer os diversos tipos de ferimentos e suas causas, resta saber: Quais são os procedimentos de primeiros socorros nesses tipos de ocorrências? Primeiramente, como em todos os casos já citados aqui, deve-se averiguar se existe algum tipo de risco no local (explosão, desabamento, atropelamento, entre outros). No caso específico de ferimentos, é importante utilizar os equipamentos de proteção individual (EPIs), como luvas.

Agora, a fim de fornecer orientações mais detalhadas sobre a prestação de primeiros socorros nos casos dos ferimentos mencionados nesta seção, vamos organizar as diretrizes considerando a diferenciação entre ferimentos fechados e abertos.

Quanto aos **ferimentos fechados**, como não há sangue aparente, é preciso ter bastante cuidado para não confundir com um tipo de ferimento pouco complexo. De fato, a ausência de sangue não indica que se trata de um ferimento com pouca complexidade ou sem riscos para a vítima. Por isso, em caso de ferimentos fechados, deve-se proceder da seguinte maneira:

- Analisar a cena.
- Identificar o mecanismo de injúria/lesão.
- Se possível, iniciar o ABCDE.
- Acompanhar os sinais vitais da vítima.
- Em caso de trauma no abdômen, por exemplo, pode ocorrer a lesão parcial de um vaso mais calibroso. Nessa situação, é importante manter a vítima imobilizada e ligar o mais rápido possível para o serviço de urgência/emergência. Nesses casos, é proibido oferecer líquidos e alimentos para a vítima.

Quanto aos **ferimentos abertos**, além de proceder imediatamente à execução do ABCDE, é preciso destinar atenção especial ao controle da hemorragia. Para tanto, devem ser observadas as seguintes instruções:

- Se o ferimento for superficial, correspondente a uma pequena área do corpo (como uma escoriação no joelho), deve-se limpá-lo com jatos de soro fisiológico.
- Caso o ferimento seja profundo ou comprometa grande área do corpo, é necessário ligar para a urgência e seguir as orientações do profissional da central.
- Objetos penetrantes ou transfixantes não devem ser removidos, pois o mesmo objeto que causou a lesão pode estar estancando a saída de sangue de algum vaso. Assim, a remoção poderia desencadear maior perda de sangue.

- O ferimento deve ser protegido com gaze estéril. No caso de hemorragia, em que é necessário fazer pressão local a fim de conter a saída de sangue, quando a gaze (ou pano limpo) estiver encharcada, não se deve removê-la, mas colocar outra camada em cima.
- É fundamental verificar a todo momento os sinais vitais e tentar controlar a perda de sangue, evitando-se, assim, o estado de choque hipovolêmico.
- Em situações de amputação, deve-se ficar atento, primeiramente, ao controle do sangramento e, somente depois, cuidar da parte amputada. O segmento amputado deve ser colocado em um saco plástico limpo com solução fisiológica, se possível. Em seguida, o saco deve ser depositado em um recipiente com gelo (o gelo deve envolver todo o plástico). A parte amputada não deve ficar diretamente em contato com o gelo. Por fim, o horário aproximado da amputação deve ser informado à equipe de socorro especializado.
- Entre os ferimentos, pode ocorrer, ainda, uma avulsão, ou seja, quando uma parte do corpo é "arrancada", extraída de maneira violenta. Diante dessa situação, além de proteger o ferimento com gaze limpa, deve-se avaliar o estado geral da vítima, realizar a sequência ABCDE, verificar os sinais vitais, controlar a hemorragia e prevenir a entrada em um estado de choque hipovolêmico até a chegada do socorro.
- Em caso de esmagamentos, o ferimento pode figurar como aberto ou fechado. Em ambos os tipos, deve-se realizar a sequência ABCDE, observar os sinais vitais, controlar a hemorragia e prevenir o estado de choque hipovolêmico.

5.3 Acidentes com animais peçonhentos

Inicialmente, é preciso fazer uma diferenciação entre animal venenoso e animal peçonhento. Você sabe a diferença?

O animal considerado venenoso, segundo a Fundação Ezequiel Dias (Funed, 2014),

> secreta alguma substância tóxica para outros animais, inclusive para o ser humano. Essas substâncias, ou venenos, podem estar presentes na pele ou em outros órgãos e têm a função de proteger o animal contra predadores. Alguns peixes, diversos anfíbios e alguns invertebrados são exemplos de animais venenosos.

Os animais peçonhentos, por sua vez,

> além de possuir veneno, possuem estruturas especializadas (dentes, ferrões, espinhos), capazes de inocular seus venenos. [...] As abelhas, marimbondos[7], lagartas[8], aranhas[9], escorpiões[10], alguns peixes e as cobras são exemplos de animais peçonhentos.

As abelhas, por exemplo, estão em qualquer lugar e sua picada provoca dor, edema e vermelhidão local. Nessa situação, deve-se retirar o ferrão com muito cuidado. A maneira mais indicada é raspar o ferrão (Figura 5.15), que pode ser visto a olho nu pelo volume de veneno contido em sua extremidade. Se a retirada do ferrão for pelas laterais, pode-se injetar ainda mais veneno na pele.

---

[7] Embora o ferrão dos marimbondos não continue liberando veneno na pele, pois não permanece dentro dela, deve-se agir como nos casos de picada de abelha.

[8] As lagartas podem provocar queimaduras em contato com a pele.

[9] Os tipos de aranhas variam de acordo com a região. Algumas podem provocar apenas hiperemia/irritação, enquanto outras podem levar à necrose do tecido afetado e até à morte.

[10] São animais perigosos pois sua picada pode levar à morte.

Figura 5.15 Retirada de ferrão de abelha

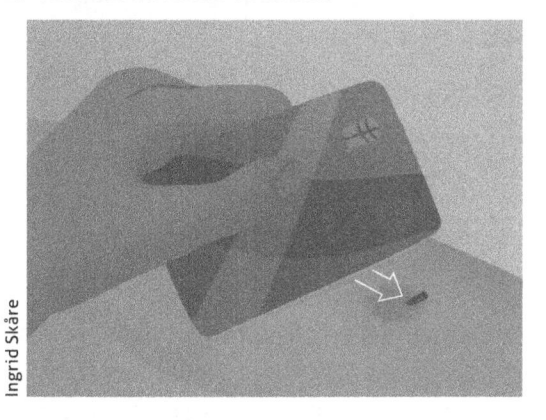

Ingrid Skåre

Os acidentes com animais peçonhentos acontecem em diversos locais, não apenas em ambientes naturais. Existem regiões que realizam bons levantamentos sobre a incidência de animais peçonhentos e fornecem orientações específicas para cada caso. Portanto, cabe ao profissional buscar conhecer melhor sua região, incluindo os riscos e as medidas de prevenção e de socorro, a fim de estar preparado caso ocorra esse tipo de acidente.

5.3.1 Serpentes

As serpentes peçonhentas têm um mecanismo para injetar o veneno no organismo de outros animais: as presas especializadas para inoculação. Essas partes da presa animal apresentam tamanhos diferentes e geralmente estão localizadas na boca, em regiões anteriores ou posteriores. Vejamos a seguir alguns tipos de serpente e sua dentição[11].

As serpentes com dentição **áglifa** (Figura 5.16), como as jiboias, as sucuris e as boipevas, não apresentam dentes inoculares

---

[11] Para a apresentação das informações a respeito de animais peçonhentos, foi utilizada como fonte a cartilha da Funed intitulada *Animais peçonhentos* (2014).

nem glândulas secretoras de veneno, por isso todos os dentes são iguais e voltados para trás.

Figura 5.16 Dentição áglifa

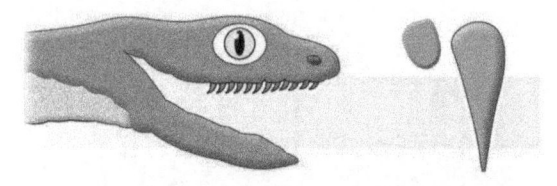

Existem algumas serpentes com dentição **opistóglifa**, o que significa que apresentam "dentes inoculares fixos, contendo um sulco por onde escorre a toxina secretada pelas glândulas de Duvernoy" (Funed, 2014). Essas presas constam uma de cada lado da arcada dentária, localizando-se na região de trás da boca. As serpentes que têm esse tipo de dentição são as muçuranas, as falsas-corais e as cobras-cipó.

Figura 5.17 Dentição opistóglifa

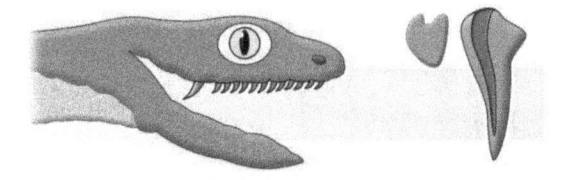

Há, ainda, a dentição **proteróglifa**, que corresponde a presas inoculares fixas, localizadas "na região anterior da boca. Esses dentes apresentam um sulco profundo através do qual o veneno penetra no local atingido pela mordida do animal" (Funed, 2014). As corais verdadeiras são exemplos de serpentes com essa dentição.

Figura 5.18 Dentição proteróglifa

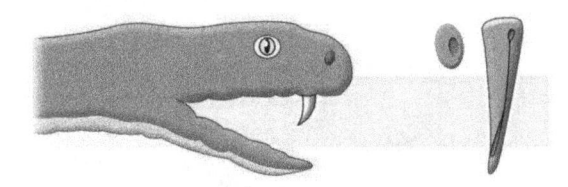

Por fim, existem serpentes que apresentam dentição **solenóglifa**, em que as presas inoculares de veneno estão na região anterior da boca. "Esses dentes são móveis e grandes, com um canal por onde o veneno penetra no local atingido pela mordida do animal" (Funed, 2014). Essa dentição pode ser encontrada, por exemplo, em cobras cascavéis e jararacas.

Figura 5.19 Dentição solenóglifa

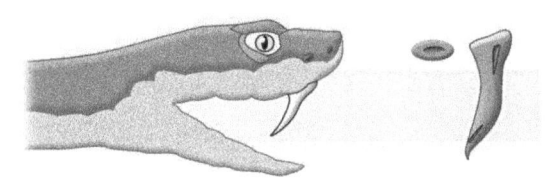

A fossa loreal tem função sensorial e está presente tanto em jararacas quanto em cascavéis. As corais verdadeiras não apresentam esse elemento. No Quadro 5.2, estão descritas algumas características de serpentes peçonhentas e não peçonhentas.

Quadro 5.2 Comparativo entre cobras peçonhentas e não peçonhentas

Cobra peçonhenta		Apresenta narina, fossa, pupila vertical, presas inoculadoras e cabeça não arredondada.
Cobra não peçonhenta		Apresenta narina, pupila e cabeça redonda. Não tem fossa nem pressas.

Horus2017 e Mark_Kostich/Shutterstock

Fonte: Elaborado com base em Funed, 2014.

As principais serpentes peçonhentas estão relacionadas no Quadro 5.3.

Quadro 5.3 Principais serpentes peçonhentas

Nome popular	Nome científico	Características	N. de acidentes registrados no Brasil	Sintomas e sinais
Cascavel	*Crotalus durissus*	▪ Chega a 1,6 metro. ▪ Apresenta chocalho na ponta da cauda.	8% dos acidentes ofídicos	Atividades neurotóxica[12], miotóxica[13] e coagulante do veneno

(continua)

---

[12] Afeta o sistema nervoso.
[13] Compromete as fibras musculares esqueléticas.

(Quadro 5.3 – conclusão)

Nome popular	Nome científico	Características	N. de acidentes registrados no Brasil	Sintomas e sinais
Jararacas	*Bothrops jararaca*	▪ Mede cerca de 1 metro. ▪ Apresenta cor que varia do castanho claro ao negro. ▪ Tem grande capacidade adaptativa.	90% dos acidentes ofídicos	Veneno com atividade hemorrágica
Surucucu	*Lachesis muta*	▪ É a maior serpente peçonhenta da América Latina, chegando a medir 4 metros.	1,4% dos acidentes ofídicos	Veneno com atividades coagulante, hemorrágica e inflamatória aguda
Coral verdadeira	*Micrurus corallinus*	▪ Tem hábitos subterrâneos ou semi-subterrâneos.	0,4% dos acidentes no Brasil	Venenos com alta toxicidade, efeitos neurotóxicos e miotóxicos

Fonte: Elaborado com base em Funed, 2014.

Os sintomas gerais no caso de acidente com cobras são: dor, náuseas, vômitos, respiração rápida, perda de consciência, visão turva. Em algumas situações, pode ocorrer um quadro de hemorragia.

Nesse tipo de acidente, é preciso socorrer a vítima imediatamente. Devem ser observadas as seguintes orientações:

- Chamar socorro especializado ou, dependendo do local onde estiver, levar a vítima até o hospital mais próximo.
- Controlar os sinais vitais.
- Manter a vítima calma, na posição de decúbito dorsal, evitando que se movimente.

- Lavar o local com água e sabão.
- Não cortar o local da mordida.
- Não fazer garroteamento/torniquete.
- Transportar a vítima o mais rápido possível até o serviço de emergência médica.

Contudo, é possível prevenir tais acidentes com algumas medidas simples:

- Priorizar o uso de botas e/ou perneiras que protejam até a altura dos joelhos.
- Usar luvas adequadas (couro, por exemplo) para a realização de determinadas atividades ao ar livre.
- Tomar cuidado ao mexer em buracos, pilhas de lenha ou monte de folhas (Brasil, 2003).

5.3.2 Escorpiões

Os escorpiões são animais que costumam buscar alimento no período da noite. Durante o dia, ficam em locais escuros e úmidos, podendo ser encontrados sob pedras, debaixo de cascas de árvores, madeira empilhada, entulhos, forros etc.

Figura 5.20 **Escorpião**

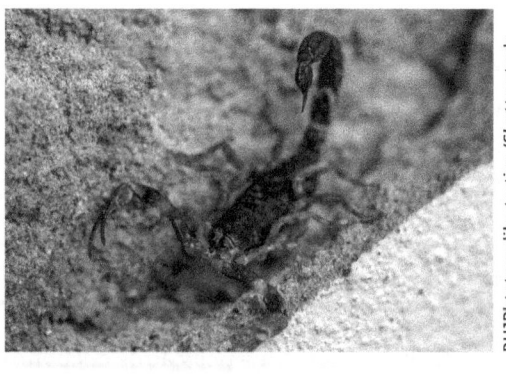

De acordo com a Funed (2014), os escorpiões mais frequentes no Brasil são do gênero *Tityus*. A espécie *T. serrulatus*, conhecida como *escorpião amarelo*, ocorre na Bahia, em Minas Gerais, em São Paulo, no Espírito Santo, no Paraná, no Rio de Janeiro e em Goiás. Já a espécie *T. bahiensis*, chamada popularmente de *escorpião marrom*, aparece nos estados de Goiás, São Paulo, Mato Grosso do Sul, Minas Gerais, Paraná, Santa Catarina e Rio Grande do Sul. Existem, ainda, os escorpiões pertencentes à espécie *T. stigmurus*, que ocorre, normalmente, nos estados da Região Nordeste.

A picada de escorpião pode gerar os seguintes sintomas: dor sudorese, febre, sensação de frio, contrações musculares, alteração da frequência cardiorrespiratória, podendo até mesmo levar à morte.

Diante dessa situação, os primeiros socorros compreendem as seguintes medidas:

- Lavar a área atingida com água fria.
- Transportar a vítima o mais rápido possível para o atendimento médico.
- Sempre que possível, levar o animal para que possa ser identificado, mas nunca tentar pegá-lo com as mãos.

A prevenção da incidência de casos por picada de escorpião envolve atentar para os seguintes aspectos:

- Evitar acúmulo de lixo ou entulho.
- Sempre que possível, utilizar calçados e luvas.
- Preservar o hábito de sacudir e observar calçados e roupas antes de usá-los.
- Não matar os predadores naturais, como as aves noturnas (por exemplo, as corujas), os sapos, as galinhas, os pássaros e os lagartos (Brasil, 2003).

Portanto, a atenção, o cuidado e a manutenção de ambientes limpos e organizados podem evitar acidentes com escorpiões.

5.3.3 Aranhas

Os acidentes causados por aranhas são comuns, porém a maioria não traz riscos de complicações clínicas sérias. As aranhas que causam acidentes com frequência são:

- ***Phoneutria*** (aranha-armadeira): é bastante agressiva, fica em posição de defesa (saltando) quando ameaçada. Abriga-se sob troncos e entre folhas de bananeira; também pode ser encontrada em sapatos e atrás de móveis.

Figura 5.21 Aranha-armadeira

Fabio Ara/Shutterstock

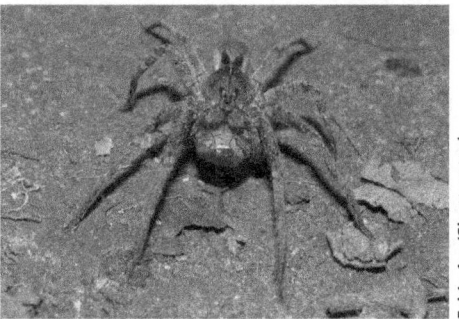

- ***Loxosceles*** (aranha-marrom): geralmente pica quando comprimida contra o corpo. Tem hábitos noturnos e esconde-se em madeiras, atrás ou embaixo de móveis e de quadros; vive ambientes com pouca iluminação e/ou movimentação.

Figura 5.22 Aranha-marrom

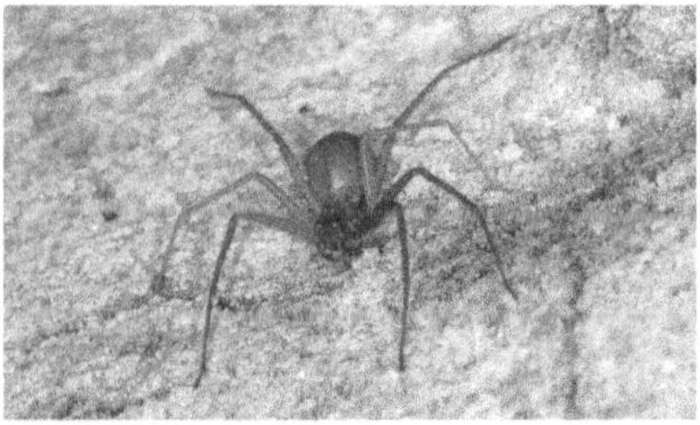

Pong Wira/Shutterstock

- ***Latrodectus*** (viúva-negra): faz teia irregular em arbustos, gramíneas e sob as pedras. Pode ser encontrada dentro das casas, escondida em frestas e embaixo de móveis.

Figura 5.23 Viúva-negra

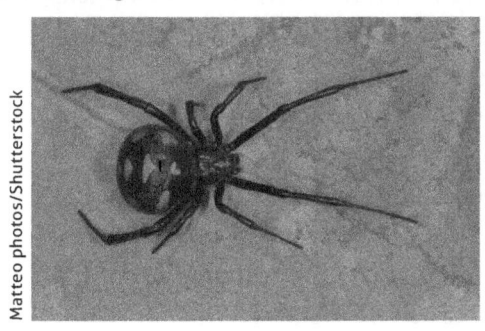

A seguir, apresentamos as medidas preventivas e de primeiros socorros relativas a acidentes com animais peçonhentos.

5.3.4 Prevenção e primeiros socorros relacionados a acidentes com animais peçonhentos

Com relação à prevenção contra acidentes com animais peçonhentos, é importante observar as seguintes orientações, conforme preconiza a Funed (2014):

- Utilizar botas de cano alto ou perneiras de couro. Considerando-se que a maior parte das mordidas de serpentes acontece na altura do joelho para baixo, esse recurso relativamente simples pode evitar até 80% do número de ocorrências.
- Evitar o uso de chinelos e sandálias, dando preferência a calçados mais resistentes, ou seja, que ofereçam maior proteção.

- Ao procurar algo no chão, em buracos ou em arbustos, optar por utilizar um objeto que mantenha suas mãos a uma distância segura. Jamais se deve colocar as mãos diretamente nesses locais.
- Sempre verificar o local onde sentar (ele deve parecer seguro). Deve-se evitar ficar perto de arbustos, pilhas de madeira ou folhas secas.
- Manter limpas as áreas ao redor do local onde se pretende permanecer com os alunos. Ambiente limpo e organizado oferece maior segurança e evita a presença de ratos, por exemplo, que são um dos alimentos das cobras.
- Evitar tocar ou segurar cobras mortas, pois elas mantêm o veneno das glândulas ativo por um certo tempo.
- Procure ficar afastado de emas, seriemas, gaviões e gambás, visto que são predadores naturais das serpentes.

Você ainda pode estar se perguntando: Como socorrer uma vítima que tenha sofrido acidente com animais peçonhentos?

- Primeiramente, deve-se ligar para o serviço de socorro especializado. Alguns venenos provocam comprometimentos graves rapidamente, por isso o tempo é determinante para o sucesso ou o agravo do socorro à vítima.
- Ao ligar, é importante fornecer o máximo de detalhes sobre o animal: seu tipo, tamanho, cor etc.
- Enquanto se espera a chegada da equipe especializada, deve-se lavar o local da picada com água e sabão.
- É preciso retirar relógios, joias ou outro adorno que esteja no membro acometido.
- Deve-se manter a vítima em repouso e o membro acometido em posição elevada.
- Mantenha o membro acometido elevado;
- Não se deve fazer torniquete.

Importante!

Embora não tenha sido tema de nosso estudo, vale ressaltar que, no caso de acidentes com **águas-vivas** (Figura 5.24) e **caravelas** (Figura 5.25), muito comuns quando os professores e profissionais da educação física propõem atividade no mar, é necessário fazer compressas geladas no local acometido. A remoção de tentáculos deve ser cuidadosa e realizada com a ajuda de pinça ou lâmina.

Figura 5.24 Águas-vivas

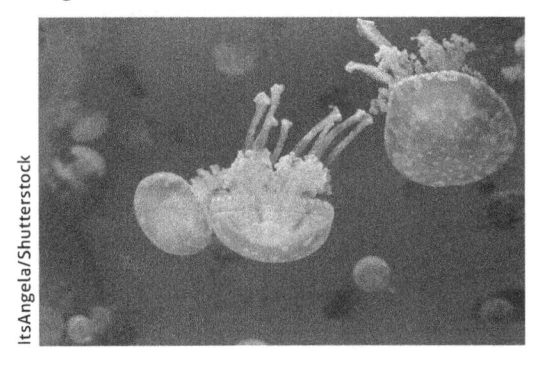

Figura 5.25 **Caravela**

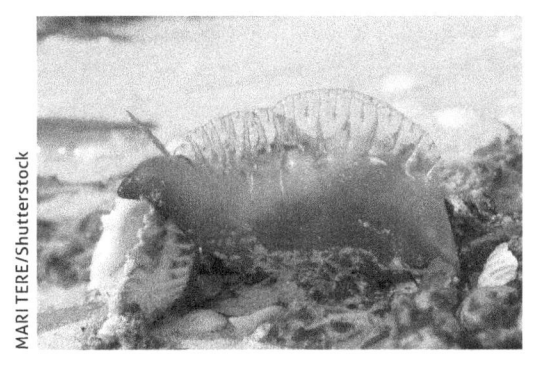

Por fim, cabe enfatizar: o tempo é determinante. Nessas situações, em primeiro lugar, deve-se chamar o serviço especializado.

5.4 Intoxicação exógena

As intoxicações exógenas podem acontecer em virtude do contato, da inalação ou da ingestão de substâncias que trazem diversas consequências, em diferentes níveis de risco, para a saúde humana. Como sempre, a prevenção é possível se realizada a análise dos riscos e houver organização prévia tanto dos ambientes quanto das atividades. Contudo, caso aconteça um acidente que envolva intoxicação exógena, deve-se ligar para o serviço de informações e assistência toxicológica, pois os profissionais envolvidos estarão capacitados a fornecer orientações em relação à prevenção e também aos procedimentos a serem efetuados diante do acidente relatado.

De início, cabe destacar que tanto a população como os profissionais de saúde podem esclarecer suas dúvidas e realizar denúncias relacionadas a intoxicações por meio do número 0800-722-6001. Esse canal, chamado *Disque-Intoxicação*, foi criado pela Agência Nacional de Vigilância Sanitária (Anvisa), é gratuito e "o usuário é atendido por uma das 36 unidades da Rede Nacional de Centros de Informação e Assistência Toxicológica (Renaciat)" (Brasil, 2020a). Lembramos a importância de ter em mãos os números de serviços de socorro ou, nesse caso, de informações sobre intoxicações. Em muitos acidentes, pode ser mais arriscado prestar o socorro sem o devido conhecimento. Por isso, sempre se deve buscar a orientação do serviço especializado.

As intoxicações e/ou envenenamentos podem ser causados por ingestão ou aspiração de tóxicos (acidental ou intencional) e provocar comprometimentos graves, levando à morte em um curto período de tempo, caso a vítima não seja socorrida de maneira adequada. Os tipos de substâncias que provocam intoxicação/envenenamento são: (a) produtos químicos, incluindo os de limpeza doméstica, que, aliás, devem ser mantidos fora do alcance dos alunos; (b) venenos, como raticidas; (c) medicamentos em quantidades exageradas ou reações adversas pelo uso sem orientação médica; (d) alimentos estragados; e (e) gases tóxicos. Caso a vítima tenha ingerido alguma dessas substâncias tóxicas, pode apresentar os seguintes sintomas: dor abdominal, lesões ou manchas ao redor da boca, hálito com odor estranho, transpiração abundante, dificuldade/dor para engolir, náuseas e febre (Figura 5.26). Nesse situação, deve-se encaminhar a pessoa ao pronto-socorro ou ligar para o serviço de urgência/emergência, pois nem sempre, como é costumeiro, será indicado provocar vômito ou tomar líquido.

Figura 5.26 Sintomas de intoxicação por ingestão

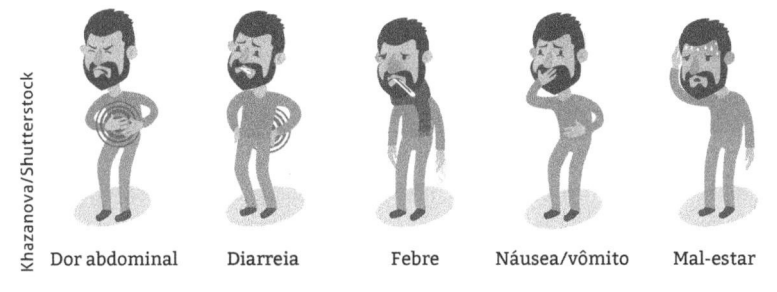

Dor abdominal   Diarreia   Febre   Náusea/vômito   Mal-estar

Caso a vítima tenha tido contato (pele) com substâncias tóxicas, pode apresentar: manchas na pele, hiperemia, coceira e temperatura da pele aumentada. Nessa situação, a primeira ação a tomar é ler o rótulo para confirmar se pode lavar com água corrente; depois, é preciso encaminhar a pessoa ao pronto-socorro ou ligar para o serviço de urgência/emergência, conforme o caso.

Caso o indivíduo tenha inalado essas substâncias, pode manifestar os seguintes sintomas: aumento da frequência respiratória, tosse e olhos irritados. É necessário cuidar para que quem esteja socorrendo não inale a substância. Para isso, deve-se remover a vítima para um local arejado e, na sequência, encaminhá-la ao pronto-socorro ou ligar para o serviço de urgência/emergência.

5.5 Eletrocussão e queimaduras

Acidentes com corrente elétrica são perigosos porque, quando uma pessoa sofre uma descarga elétrica, a passagem dessa corrente pelo corpo pode provocar parada cardiorrespiratória (PCR), além de queimaduras em diferentes níveis, podendo atingir profundamente os tecidos do corpo. As descargas de correntes de alta voltagem, encontradas em linhas de energia e cabos aéreos, geralmente são fatais e o choque causado pode lançar a vítima a metros de distância, gerando lesões secundárias.

As correntes elétricas usadas em residências, academias, entre outros ambientes comuns na prática do professor e do profissional de educação física, também podem causar ferimentos graves e levar à morte. Por isso, é imprescindível ficar atento à boa conservação das instalações e dos equipamentos, como interruptores defeituosos, cabos desgastados ou aparelhos elétricos com defeito, visto que uma atitude negligenciadora pode aumentar o risco de acidentes. Caso o professor esteja lidando com crianças pequenas, indica-se redobrar a atenção, pois elas podem colocar o dedo ou objetos direto na corrente elétrica que passa pelas tomadas. Nesse caso, é importante o uso de protetores de tomada. A água também é um condutor de eletricidade. Deve-se alertar os alunos com relação ao manuseio de aparelhos eletrônicos com as mãos molhadas ou em ambiente com o piso úmido.

Até agora não mencionamos um condutor de energia óbvio: o raio. Ele tem um poder de descarga elétrica muito intenso, podendo causar queimaduras e ferimentos de diferentes proporções, além de danos materiais, ao atingir uma residência, por exemplo.

A incidência de um raio sobre uma pessoa pode comprometer o coração, os pulmões, o sistema nervoso central, entre outras estruturas do corpo. É preciso tomar muito cuidado quando está chovendo, sendo indicado adiar ou adaptar algumas atividades para que sejam realizadas em local coberto e seguro. Por exemplo, não é recomendado jogar futebol de campo durante a chuva, principalmente se houver raios ou barulhos de trovões. A mesma recomendação serve para o esporte de canoagem, sendo melhor evitar remar nessas condições climáticas.

Nesse sentido, algumas recomendações são importantes para garantir a segurança em situações que apontem riscos de raios:

- *não segurar objetos metálicos longos, como vara de pescar, etc.;*
- *não ficar próximo de árvores, cercas, trilhos, postes e linhas de energia elétrica (que atraem os raios);*
- *não permanecer em locais abertos, como no topo de morros ou cordilheiras, praias, campos de futebol;*
- *não permanecer em varandas, sacadas, toldos e deques;*
- *não dirigir ou se abrigar em veículos sem capota, como tratores, motocicletas e bicicletas;*
- *não usar equipamentos elétricos ou o telefone.*

Obs.: Ao contrário do que se diz popularmente, um raio pode, sim, cair várias vezes no mesmo local! (Brasil, 2015a)

Cabe pautar, ainda, algumas medidas preventivas a fim de conter acidentes que ocorrem em locais fechados (escolas, academias e até mesmo dentro de casa), como:

- verificar periodicamente as instalações elétricas;
- evitar emendas e ligações clandestinas de energia;
- lembrar-se de desligar a chave geral antes de fazer consertos e reformas, os quais devem ser realizados por profissional eletricista;
- evitar que muitos aparelhos estejam ligados na mesma tomada, pois isso aumenta o risco de sobrecarga, logo, de curto-circuito;
- manter as tomadas protegidas para evitar acidentes com crianças.

A morte provocada por descarga elétrica recebe o nome de **eletrocussão**. Caso ocorra qualquer acidente com eletricidade, deve-se ligar para o socorro especializado e desligar a energia. Não se deve encostar na vítima. Se for necessário afastar o cabo que contém corrente elétrica de perto da pessoa que foi eletrocutada, pode-se utilizar, por exemplo, um cabo de vassoura.

Tratemos agora das **queimaduras**, definidas como lesões que podem ocorrer em consequência de acidentes com energia térmica, energia química ou energia elétrica. Independentemente do tipo de energia, o aumento exagerado de temperatura acarreta lesões teciduais em diferentes níveis. Com relação à profundidade, as queimaduras podem ser classificadas como queimaduras de primeiro grau, segundo grau, terceiro grau ou até quarto grau (Brasil, 2012b).

Esse tipo de ferimento tende a ser mais grave quanto maiores forem sua extensão e sua profundidade. Observe, na Figura 5.27, os percentuais do corpo considerados para avaliar a extensão da queimadura. É fácil perceber que o risco de óbito aumenta quanto maior a área atingida.

Figura 5.27 Percentuais do corpo para avaliação da extensão da queimadura

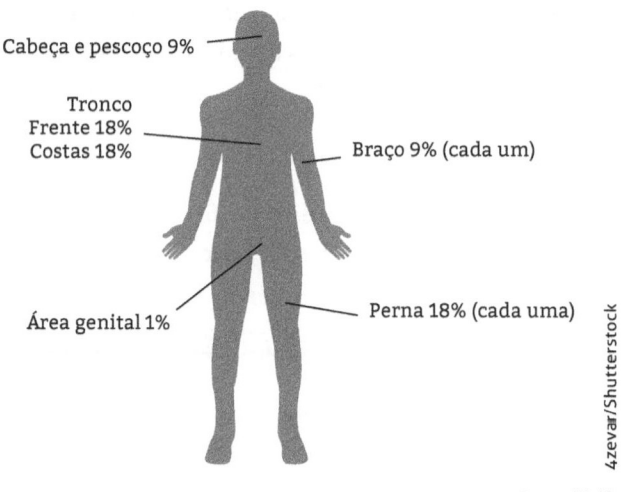

Cabeça e pescoço 9%
Tronco Frente 18% Costas 18%
Braço 9% (cada um)
Área genital 1%
Perna 18% (cada uma)

4zevar/Shutterstock

Fonte: Wolf, 2018.

Existem, também, as queimaduras por fricção, que podem ser decorrentes de algumas brincadeiras, como o cabo de guerra. Conforme mencionamos, a gravidade de um ferimento por queimadura depende do nível de comprometimento da pele e de outras estruturas, levando-se em consideração a profundidade do ferimento. Na Figura 5.28 constam os diferentes níveis de comprometimento do tecido cutâneo.

Figura 5.28 Camadas da pele atingidas pela queimadura

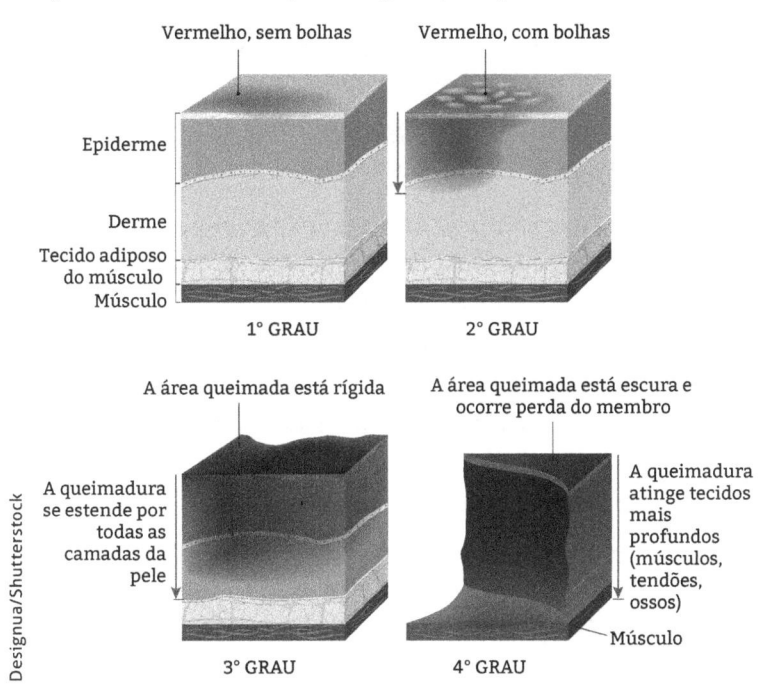

- Vermelho, sem bolhas — 1° GRAU
- Vermelho, com bolhas — 2° GRAU
- Epiderme
- Derme
- Tecido adiposo do músculo
- Músculo

A área queimada está rígida — 3° GRAU: A queimadura se estende por todas as camadas da pele.

A área queimada está escura e ocorre perda do membro — 4° GRAU: A queimadura atinge tecidos mais profundos (músculos, tendões, ossos). Músculo

Designua/Shutterstock

Agora, cabe caracterizar cada tipo de queimadura e os respectivos sintomas:

- Queimaduras de 1° grau: dor e edema.
- Queimaduras de 2° grau: dor de intensidade variável, rubor, bolhas e edema.

- Queimaduras de 3° grau: mais profunda, podendo atingir vasos e ossos. "Como há destruição das terminações nervosas, o acidentado só acusa dor inicial da lesão aguda" (Brasil, 2003, p. 128).
- Queimaduras de 4° grau: acometimento da pele, dos músculos e dos ossos.

É importante ressaltar que "uma mesma pessoa pode apresentar os três graus de queimaduras, porém a gravidade do quadro não reside no grau da lesão, e sim na extensão da superfície atingida" (Brasil, 2003, p. 128).

Em caso de queimaduras, devem ser observadas as seguintes orientações para a prestação dos primeiros socorros:

- Afastar o acidentado da origem da queimadura. Esse é "o passo inicial e tem prioridade sobre todos os outros tratamentos" (Brasil, 2003, p. 127).
- Ficar atento à segurança pessoal (daquele que está prestando o socorro).
- Ligar para o socorro especializado, caso a queimadura tenha atingido uma grande área do corpo da vítima.
- Avaliar a extensão da área lesionada.
- Tentar identificar qual foi o agente causador da queimadura.
- Tentar verificar a profundidade da queimadura.
- Para os casos em que a queimadura tenha atingido uma área pequena, pode-se colocar a lesão embaixo de água corrente em temperatura ambiente.

Síntese

Neste capítulo, destacamos a importância do sangue em nosso organismo e o que fazer em caso de hemorragia. Logo após, tratamos dos variados tipos de ferimentos, considerando, predominantemente, aqueles que ocorrem em tecidos moles. Vimos que os ferimentos são lesões causadas por agentes físicos ou químicos. Na sequência, abordamos as atividades desempenhadas em ambiente natural e os riscos que elas trazem, como o contato com animais peçonhentos. Relacionamos os tipos de animais peçonhentos e descrevemos suas características e seu sistema de defesa. Mostramos, ainda, como aplicar medidas preventivas e como socorrer as vítimas que foram picadas por algum animal venenoso.

Em seguida, analisamos as situações de intoxicação exógena, por ingestão, inalação ou contato com a pele. Por fim, tratamos da eletrocussão (morte causada por descarga elétrica) e dos tipos de queimaduras (de primeiro, segundo e terceiro graus). Vale ressaltar, uma vez mais, que, em todas as situações enfocadas no capítulo, o mais importante é destinar atenção à prevenção. Todavia, se o acidente ocorrer mesmo com todas as medidas preventivas adotadas, o professor e o profissional da área de educação física devem estar preparados para prestar os primeiros socorros.

Atividades de autoavaliação

1. Complete a lacuna do texto a seguir:

    _____ pode levar a danos cerebrais irreversíveis, pois, quanto mais tempo o cérebro fica sem oxigênio, maior é o risco de sequelas, considerando-se também a área comprometida. Essa lesão pode levar à morte.

    Assinale a alternativa correta:

    a) A fratura.
    b) A anóxia.
    c) A midríase.
    d) A RCP.
    e) A equimose.

2. Analise as seguintes afirmações:

   I. Em hemorragias arteriais, o sangue sai em jato pulsátil e vermelho vivo.
   II. Em hemorragias venosas, o sangue apresenta cor mais escura e sua saída do corpo é lenta e contínua.
   III. As hemorragias arteriais e venosas só acontecem em lesões abertas.
   IV. As lesões fechadas correspondem às hemorragias de capilares.

   Estão corretas as afirmações:
   a) I, II e III.
   b) I e II.
   c) II, III e IV.
   d) I e III.
   e) I e IV.

3. Qual é o nome técnico dado a hemorragias nasais, também chamadas de *rinorragias*?
   a) Melena.
   b) Hemoptise.
   c) Epistaxe.
   d) Estomatorragia.
   e) Hematoma.

4. Analise as seguintes afirmações:

   I. Os animais venenosos secretam alguma substância tóxica para outros animais, inclusive para o ser humano. Essas substâncias, ou venenos, podem estar presentes na pele ou em outros órgãos e têm a função de proteger o animal contra os predadores. Alguns peixes, diversos anfíbios e alguns invertebrados são exemplos de animais venenosos.
   II. Os animais peçonhentos secretam alguma substância tóxica para outros animais, inclusive para o ser humano.

Essas substâncias, ou venenos, podem estar presentes na pele ou em outros órgãos e têm a função de proteger o animal contra os predadores. Alguns peixes, diversos anfíbios e alguns invertebrados são exemplos de animais peçonhentos.

III. Os animais venenosos apresentam estruturas especializadas (dentes, ferrões, espinhos), capazes de inocular seus venenos. Abelhas, marimbondos, lagartas, aranhas, escorpiões, alguns peixes e cobras são exemplos de animais venenosos

IV. Os animais peçonhentos apresentam estruturas especializadas (dentes, ferrões, espinhos), capazes de inocular seus venenos. Abelhas, marimbondos, lagartas, aranhas, escorpiões, alguns peixes e cobras são exemplos de animais peçonhentos.

Estão corretas as afirmações:
a) I, II e III.
b) I e II.
c) II, III e IV.
d) I e III.
e) I e IV.

5. Aponte, entre as alternativas, o tipo de animal que, além de ter veneno, apresenta estruturas especializadas, como dentes, ferrões e espinhos, capazes de inocular seus venenos. Abelhas, marimbondos, lagartas, aranhas, escorpiões, alguns peixes e cobras são exemplos desse tipo de animal.
a) Anfíbio.
b) Animal invertebrado.
c) Animal vertebrado.
d) Animal venenoso.
e) Animal peçonhento.

Atividades de aprendizagem

Questões para reflexão

1. Faça uma revisão dos sintomas observados em caso de choque hipovolêmico e das recomendações para a prestação de atendimento imediato. Aponte, ainda, a importância de não deixar esse tipo de situação ocorrer.

2. Explique a diferença entre ferimentos abertos e fechados que possam acontecer durante a prática esportiva em escolas ou academias e dê exemplos. Descreva as etapas de primeiros socorros.

Atividade aplicada: prática

1. Pergunte para alguns colegas o número para o qual devem ligar em caso de intoxicações. Caso eles não saibam, forneça essa informação e explique o quanto é importante ter em mãos os contatos de primeiros socorros, que incluem o Disque-Intoxicação, além do Samu e do corpo de bombeiros.

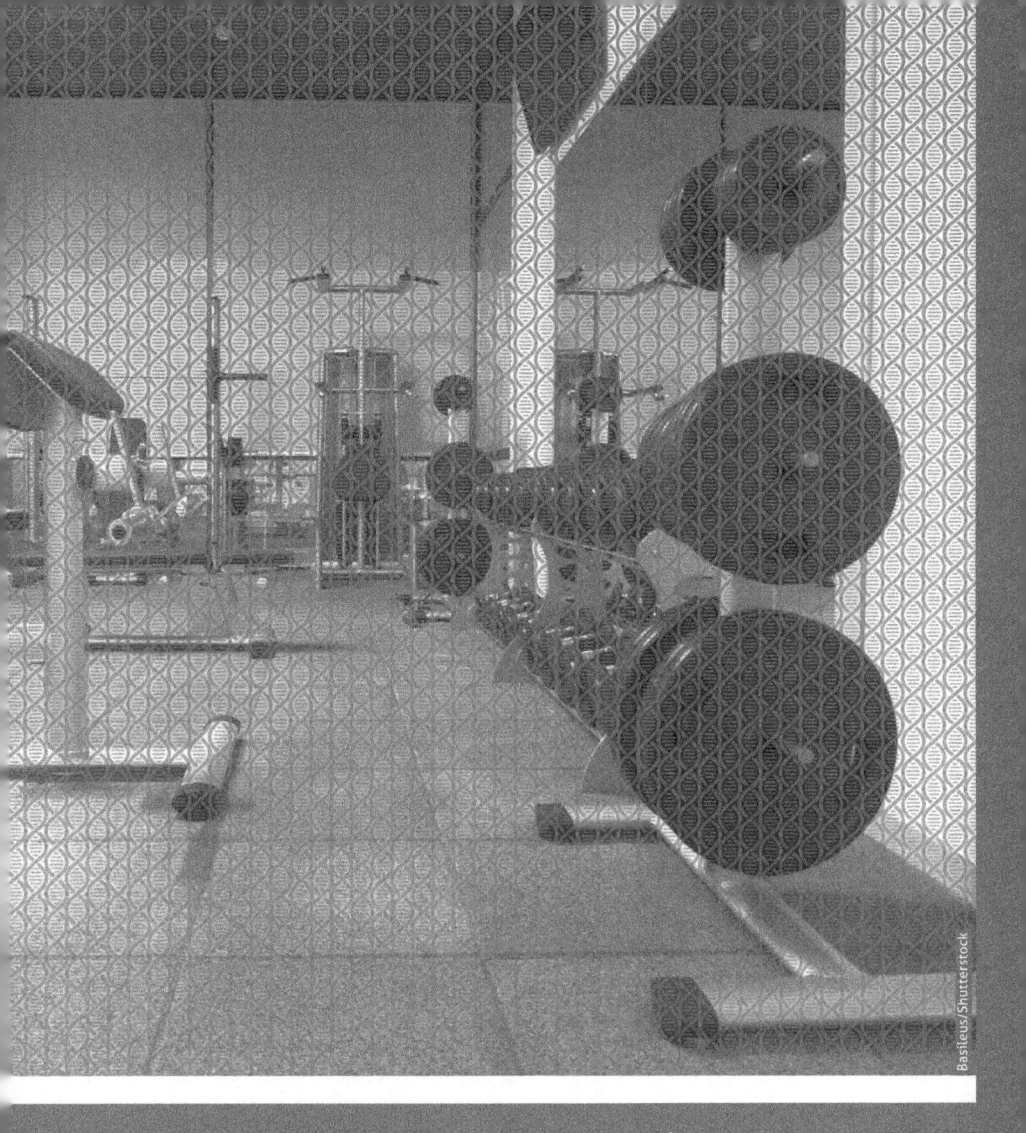

Capítulo 6

Prevenção de acidentes durante as aulas de Educação Física

O **planejamento** é fundamental para a realização de qualquer atividade. Avaliar antecipadamente os fatores de risco pode contribuir para evitar uma série de situações indesejadas. Dessa forma, neste capítulo, vamos discutir sobre o planejamento de algumas propostas e também sobre a necessidade de avaliação inicial do aluno. Veremos a importância da higiene pessoal, dos bons hábitos, como lavar as mãos, e da vestimenta correta na prevenção de doenças.

Ainda, no que diz respeito aos materiais/equipamentos esportivos, vamos mostrar como eles devem ser utilizados de maneira adequada, a depender da modalidade/atividade esportiva que se está praticando e da faixa etária. Na sequência, veremos quais são o local e o horário adequados para a prática de atividade física.

Nosso último tema, mas não menos importante, é a adaptação dos equipamentos para a Pessoa com Deficiência (PcD), voltada à prevenção de acidentes durante as aulas de Educação Física. Os equipamentos adaptados para que a PcD participe das aulas de Educação Física também devem contemplar aspectos de segurança, a fim de não aumentar o risco de acidente ou qualquer tipo lesão.

6.1 Planejamento e avaliação inicial do aluno

O planejamento é essencial quando o foco é a prevenção de incidentes e acidentes. Avaliar antecipadamente os fatores de risco pode contribuir para evitar uma série de situações indesejadas. A avaliação inicial dos alunos deve estar incluída no planejamento, pois se configura como uma ação que permite obter informações básicas, porém fundamentais, para a elaboração das propostas de atividades, nas quais podem ser contempladas variadas alternativas de atuação do professor e do profissional de educação física: em escolas, academias, clubes, empresas, entre outros contextos.

Nessa avaliação inicial, podem constar as seguintes informações:

   a. Dados pessoais: são importantes para a identificação do aluno e o contato com os responsáveis.
   b. Dados antropométricos: sendo o Índice de Massa Corporal (IMC) um dos componentes da aptidão física, o conhecimento dessas medidas contribui para traçar riscos e

estabelecer metas dentro do programa de orientações, por exemplo, com relação à obesidade (Vara; Pacheco, 2018). Além do IMC, ainda existem outras medidas relevantes, como a relação cintura/quadril e o índice de iconicidade, que também podem ser indicadores de riscos aumentados de comprometimentos cardíacos.

c. Condições de saúde: é preciso verificar a existência de alguma restrição em relação à prática de exercícios ou algum tipo de alergia. Sempre que possível, além das informações fornecidas pelo aluno ou responsável, deve-se solicitar a liberação médica.

d. Adaptação das atividades: caso o aluno tenha algum comprometimento ou condição específica, isso deve ser informado a fim de se adaptar a proposta de maneira satisfatória. Por exemplo, é necessário saber se o aluno apresenta crises convulsivas esporádicas ou tem problemas respiratórios com indicações específicas para o exercício físico ou, ainda, orientações médicas específicas.

e. Nível de aptidão física: essa informação pode ser reforçada com a aplicação de testes específicos para cada componente da aptidão física, quais sejam: resistência muscular localizada ou resistência de força; aptidão cardiorrespiratória; flexibilidade; e composição corporal.

Os resultados dos testes que avaliam os componentes da aptidão física podem fornecer informações importantes em relação às condições do aluno para realizar ou não determinadas atividades. Por exemplo, o aluno fez a inscrição para uma caminhada na natureza, mas o professor percebeu, na avaliação, que ele não apresenta condições cardiorrespiratória e de força adequadas para tal atividade (Vara; Pacheco, 2018).

Vale ressaltar que outras informações podem ser solicitadas na avaliação inicial, conforme a faixa etária do aluno ou o interesse específico para o desenvolvimento de determinada atividade. De acordo com Vara e Pacheco (2018), é importante que os alunos apresentem o resultado do teste de esforço antes de iniciar um programa de treinamento, visto que a ausência dessa informação pode omitir um risco cardíaco ao se realizarem atividades mais intensas[1].

Em situações em que não for possível realizar a avaliação, como no caso de atividades de recreação em parques, é importante estar atento aos sinais vitais dos alunos: se, por exemplo, ele apresentar dificuldade para respirar, deve-se parar a atividade e investigar o porquê do ocorrido.

Eventualmente, algumas atividades podem resultar em acidentes ou incidentes, com diferentes níveis de repercussão. Nesse sentido, o conceito de prevenção "evoluiu juntamente com a racionalidade e a capacidade de organização da espécie humana, desenvolvendo a habilidade da antecipação e reconhecimento dos riscos das suas atividades" (Ruppenthal, 2013, p. 16). Deixar as aulas transcorrerem sem ações de prevenção pode aumentar a chance de eventos com consequências indesejadas. A Figura 6.1 apresenta a pirâmide de Bird. O engenheiro Frank Bird avaliou uma série de acidentes e concluiu que, para cada um deles, aconteceu, anteriormente, um número muito maior de incidentes.

---

[1] As condições fisiológicas do aluno determinam o nível de intensidade da atividade. Uma caminhada pode ser ideal para alguns, mas, para outros, pode configurar-se como um esforço demasiado, correndo-se o risco de provocar dispneia (dificuldade para respirar). Por isso, quanto maior o conhecimento do professor e do profissional de educação física sobre as condições fisiológicas de seu aluno, melhor será a adaptação do programa de treinamento segundo as características e necessidades individuais.

Figura 6.1 Pirâmide de Bird

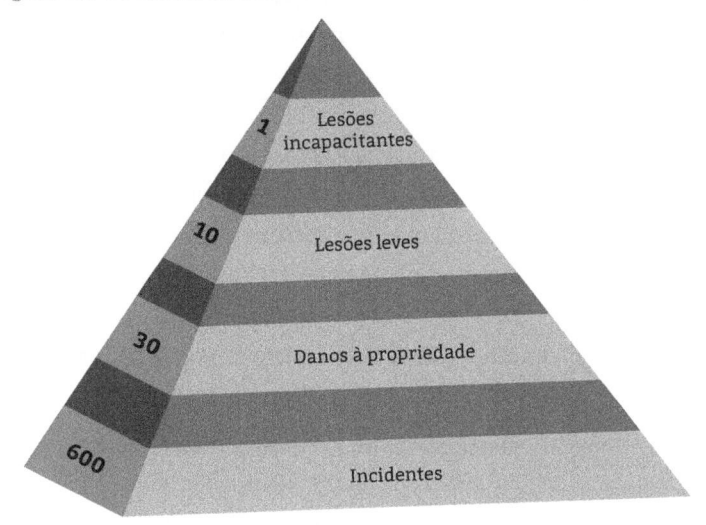

- 1 Lesões incapacitantes
- 10 Lesões leves
- 30 Danos à propriedade
- 600 Incidentes

Fonte: Cicco; Fantazzini, 2003, citados por Ruppenthal, 2013, p. 19.

Portanto, costumam existir situações que, embora sem consequências graves, podem servir de alerta para as devidas adequações e prevenção de agravos. Segundo Ruppenthal (2013, p. 18-19),

> o engenheiro Frank E. Bird Jr., analisou acidentes ocorridos em 297 empresas, representando 21 grupos de indústrias diferentes com mais de 1.750.000 operários, chegando à uma proporção de 1:10:30:600. 1 lesão incapacitante, 10 lesões leves, 30 acidentes com danos à propriedade e 600 incidentes [sic].

> A partir dessas relações 1-10-30-600 é possível concluir que o esforço de ação deve ser dirigido para a base da pirâmide e não apenas para os eventos resultantes em lesão grave ou incapacitante. Isso porque, as lesões principais são eventos raros e dessa forma, muitas oportunidades para uma aprendizagem sobre prevenção estão disponíveis em eventos menos graves, principalmente incidentes, primeiros socorros e atos inseguros.

Pensemos na realidade de uma aula de academia: pode ser que, por um bom tempo, a falta de organização de material provoque muitos "quase acidentes". Então, por que esperar algo acontecer quando se pode evitar? Imagine um aluno que deixa um halter em cima de um banco, por exemplo. Existe a chance de esse halter cair no pé do próprio aluno ou de outro, provocando, no mínimo, um episódio de dor.

Desse modo, quanto mais claras forem as regras para a organização de materiais e/ou realização das atividades, menor será a chance de incidentes e acidentes. No exemplo citado, o erro de uma pessoa pode resultar em consequências para ela mesma ou para outrem. O não cumprimento das orientações preventivas leva a um risco aumentado de acontecimentos que poderiam ter sido evitados. Ruppenthal (2013, p. 20) esclarece que

> *O erro humano é um desvio anormal em relação a uma norma ou padrão estabelecido. Dessa forma, a caracterização do erro humano não é simples e direta, mas depende de uma definição clara do comportamento ou do resultado esperado. Os processos de percepção e aceitação do risco e de tomada de decisão, caracterizam-se como os principais catalisadores do erro humano.*

Portanto, o planejamento deve incluir ações que melhorem o acesso à informação, servindo como dispositivo orientador sobre a responsabilidade de cada um na prevenção de incidentes e acidentes. O planejamento deve contemplar todas as atividades, independentemente da idade dos alunos, porém a forma como a orientação é dada pode variar de acordo com a faixa etária. A Figura 6.2 mostra alguns motivos pelos quais acontece o erro humano.

Figura 6.2 Hexágono de causas do erro humano

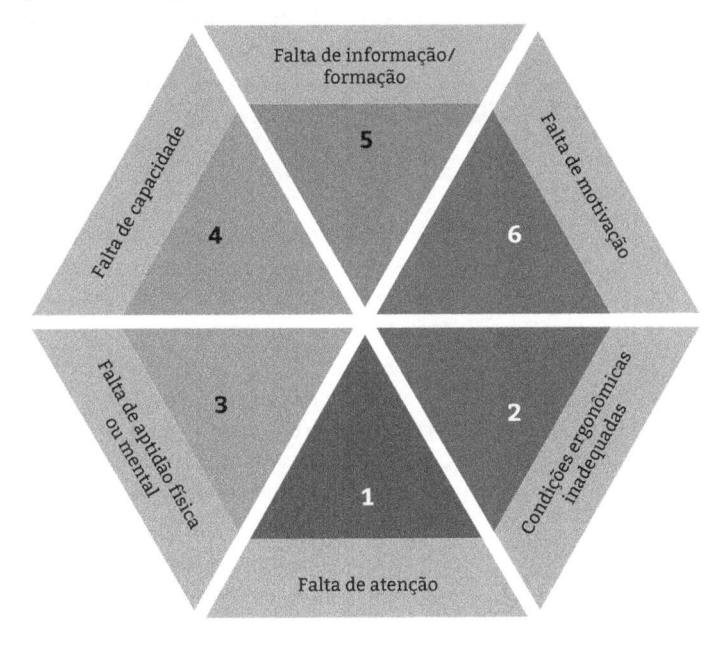

[Hexágono com as seguintes seções: Falta de informação/formação (5); Falta de capacidade (4); Falta de motivação (6); Falta de aptidão física ou mental (3); Condições ergonômicas inadequadas (2); Falta de atenção (1)]

Fonte: Couto, 2009, citado por Ruppenthal, 2013, p. 20.

Conforme consta na ilustração, há seis causas de erros humanos, (1) falta de atenção; (2) condições ergonômicas inadequadas; (3) falta de aptidão física ou mental; (4) falta de capacidade; (5) falta de informação/formação; e (6) falta de motivação. Perceba que há causas que podem ser averiguadas e controladas pelo professor e pelo profissional de educação física.

Agora, vamos destacar alguns pontos fundamentais sobre o papel do professor e do profissional da área em sua rotina de trabalho.

Quadro 6.1 Pontos fundamentais sobre o papel do professor e do profissional de educação física na atenção destinada a equipamentos, locais e pessoas

Postura profissional	Cuidados a serem tomados
Atenção	▪ Com relação ao local: É adequado e seguro? Precisa de adaptações e recursos de segurança? ▪ Com relação aos equipamentos: São adequados? Estão em boas condições? ▪ O aluno realiza a atividade conforme o esperado? Respeita as orientações?
Condições ergonômicas	▪ Tanto o local quanto os equipamentos têm a possibilidade de ajustes/adequações conforme o biótipo do aluno? ▪ O aluno segue as orientações quanto à postura e aos ajustes dos equipamentos/materiais?
Motivação	▪ O local e os equipamentos estão sempre passando por melhorias e adequações? ▪ Você percebe que o aluno se sente motivado? Se não, o que você pode fazer para tornar a aula/atividade motivante? Uma das possibilidades está em aumentar ou diminuir o tempo/intensidade do exercício, mas é válido ponderar outras saídas.
Informação/formação	▪ Você conhece o local, as normas de segurança e a saída de emergência? Sabe quem chamar caso aconteça algum acidente? ▪ Você conhece os materiais/equipamentos? Orienta o aluno para que utilize todas as medidas de segurança? ▪ Você tem informações suficientes sobre seu aluno para orientar a atividade conforme os padrões de segurança?

(continua)

(Quadro 6.1 – conclusão)

Postura profissional	Cuidados a serem tomados
Capacidade	▪ O local comporta a atividade proposta? Por exemplo, não é recomendado realizar atividades com os alunos em local com piso instável e/ou risco de desabamento. ▪ O equipamento está preparado para a atividade? É o mais adequado? Por exemplo, os alunos iniciantes em canoagem precisam de um barco mais largo; é possível que o barco mais estreito vire com mais facilidade. Ainda com relação à canoagem, é importante orientar que o aluno utilize colete conforme os padrões de segurança e o peso de cada indivíduo. ▪ Você está capacitado para ministrar o treinamento esportivo proposto? Seu aluno está capacitado para avançar para atividades mais complexas?
Aptidão física	▪ Você está preparado para acompanhar o aluno na atividade (por exemplo, corrida, remada, pedalada), caso seja necessário? ▪ O aluno está preparado para realizar a atividade de acordo com a intensidade/duração do exercício?

A identificação precoce de situações perigosas pode evitar que acidentes aconteçam. Nesse sentido, a organização contribui para a obtenção de um ambiente seguro, e a segurança significa, de acordo com Ruppenthal (2013, p. 23), "a garantia de um estado de bem-estar físico e mental, traduzido por saúde, paz e harmonia".

Com relação à prevenção, não basta saber quais são os episódios acidentais e os riscos que eles trazem, é fundamental entender também a **causa** de um acidente. Ruppenthal (2013, p. 24) define *causa* como

> *Origem, de caráter humano ou material, relacionada com o evento catastrófico ou acidente, pela materialização de um perigo, resultando em danos. É aquilo que provocou o acidente, sendo responsável por sua*

ocorrência, permitindo que o risco se transformasse em dano. Antes do acidente existe o risco. Após o acidente existe a causa. Existem três tipos de causas: atos inseguros, condições inseguras e fator pessoal de insegurança.

Associando os três tipos de causa à realidade da área de educação física, podemos destacar: (1) **atos inseguros** – correr em piso escorregadio; chutar uma bola sem prestar atenção na direção ou sem verificar se existe alguém ou alguma coisa que possa ser atingido; (2) **condições inseguras** – piso de quadra com excesso de pó ou molhado; equipamentos sem manutenção; cabos de equipamentos descascados, parcialmente rompidos; (3) **fator pessoal de insegurança** – falta de atenção; falta de comprometimento; falta de orientação.

Já destacamos que, quanto mais bem elaborado o planejamento, menor a probabilidade de ocorrer um incidente ou um acidente, considerando-se *probabilidade* como a "chance de ocorrência de uma falha que pode conduzir a um determinado acidente. Essa falha pode ser de um equipamento ou componente do mesmo, ou pode ser ainda uma falha humana" (Ruppental, 2013, p. 24). A ação de planejar implica o ato de identificar o risco antecipadamente e, com isso, possibilita a adoção de medidas preventivas. Para Ruppenthal (2013, p. 39),

> O processo de gerenciamento de riscos [...] começa com a identificação e a análise de um problema. No caso do gerenciamento de riscos, o problema consiste, primeiramente, em se conhecer e analisar os riscos de perdas acidentais que ameaçam a organização.
>
> A identificação de riscos e perigos consiste em uma importante responsabilidade do gerente de riscos. É o processo por meio do qual as situações de risco de acidentes são analisadas de forma contínua e sistemática.
>
> A análise que determina a introdução de técnicas mais sofisticadas para o gerenciamento de riscos e o controle de perdas, pode ser realizada por meio de fatores tecnológicos, econômicos e sociais.

Os fatores tecnológicos estão relacionados ao desenvolvimento de processos mais complexos, como o uso de novos materiais e substâncias e de condições operacionais, como pressão e temperatura, consideravelmente mais severas.

Portanto, um planejamento detalhado, aliado a um programa de informações e orientações continuado, contribui para minimizar a incidência de acidentes.

6.2 Higiene e vestuário

A palavra *higiene* deriva de *Higeia*, que, na mitologia grega, "era considerada a 'deusa da prevenção das doenças', da promoção da saúde" (Novaes, 2016). Com o declínio da civilização grega e o domínio romano, "os deuses gregos passaram a ter outras denominações. [...] Higeia [ficou] conhecida como Salus (de onde vem a palavra saúde)", sendo "cultuada como a deusa da saúde e da higiene"; dessa forma, "Higeia representa a saúde e o ambiente, a harmonia que deve ser atingida através de medidas preventivas cuja ação se estende ao coletivo" (Novaes, 2016).

Neste estudo, consideraremos as medidas preventivas e de higiene sob dois enfoques: higiene pessoal e higiene do ambiente[2]. Observe, no Quadro 6.2, alguns exemplos concernentes a ambas as categorias.

---

[2] Existem outros fatores que podem ser considerados em relação à higiene pessoal e à higiene do ambiente. Aqui optamos por focalizar os aspectos mais relevantes para a prevenção de acidentes.

Quadro 6.2 Higiene pessoal e higiene do ambiente

Higiene pessoal	▪ Unhas: em esportes como o voleibol, existe um risco aumentado de unhas compridas quebrarem quando em contato com a bola. Em esportes de contato, como o handebol, unhas compridas podem provocar arranhões nos outros participantes durante a atividade. ▪ Cabelos: usar os cabelos soltos pode representar um risco maior de ficarem enroscados nas roldanas dos aparelhos de musculação, por exemplo.
Higiene do ambiente	▪ Ambiente organizado: se o ambiente está arrumado, há menores chances de ocorrerem acidentes. Por exemplo, crianças correndo e bastões de madeira espalhados no ginásio podem oferecer risco de queda aos participantes. Assim, a organização evita que algum equipamento suscite quedas e/ou provoque lesões.

A higiene pessoal é muito importante para a prevenção de algumas doenças, incluindo as doenças transmissíveis. Bons hábitos, como lavar as mãos, embora sejam simples, são reconhecidos como eficientes para a prevenção de tais doenças.

Cabe observar também que a escolha da roupa adequada para a prática de exercícios pode dar maior liberdade durante a realização das atividades propostas, bem como contribui para evitar acidentes. Para cada local, atividade e condição climática, deve-se considerar um tipo específico de vestimenta e de calçado. Vejamos alguns exemplos:

- Calçados: algumas atividades em ambientes naturais podem exigir o uso de calçados mais resistentes, a fim de proteger os pés do contato com pedras e galhos que possam ser encontrados no caminho. Em ambientes onde existe um risco maior de encontrar animais peçonhentos, como cobras, devem ser utilizadas botas com canos mais altos ou perneiras de proteção. Quando possível, o calçado também deve ser adequado conforme o piso, para evitar quedas, ou conforme as especificidades da atividade.

- Roupas: a roupa deve dar a liberdade necessária para a realização dos movimentos. Por outro lado, roupas muito largas podem ser um fator de risco; em um espaço de musculação, por exemplo, podem enroscar em uma roldana ou outra parte dos equipamentos. Calças muito compridas e largas também trazem riscos de acidentes durante a utilização de esteira ou bicicleta ergométrica. Portanto, a roupa é igualmente um fator de risco e prevenção durante o exercício físico.

Com relação à prevenção de acidentes, a higiene e a organização do ambiente são fatores muito importantes, visto que a falta de higiene e de organização dos materiais aumenta o risco de acidentes. Imaginemos uma academia onde cada aluno coloca o halter como e onde quiser. Essa atitude pode provocar a queda do material em cima do pé de algum aluno, por exemplo. A Figura 6.3 exemplifica esse problema de organização.

Figura 6.3 Ambiente desorganizado

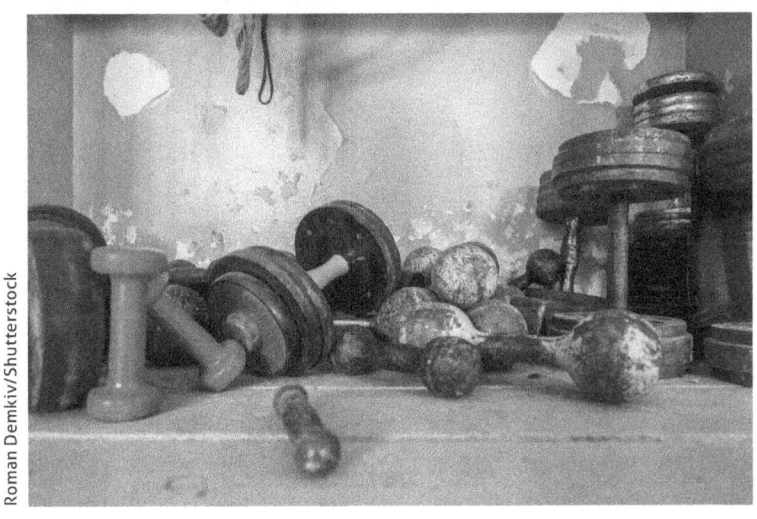

Roman Demkiv/Shutterstock

Nessa imagem, vemos que, além de os equipamentos estarem jogados, o material apresenta um mau estado de conservação. Sabemos que nem sempre haverá a possibilidade de utilizar materiais novos, dada, sobretudo, a demanda de cada escola/academia; contudo, é imprescindível que estejam limpos e em bom estado de conservação.

Agora, vejamos um exemplo de ambiente organizado na Figura 6.4. Isso é possível quando o hábito de pegar um equipamento e guardá-lo é instituído em uma dinâmica diária. O mesmo se aplica à limpeza. Assim, o ambiente pode ficar mais agradável e seguro.

Figura 6.4 Ambiente organizado

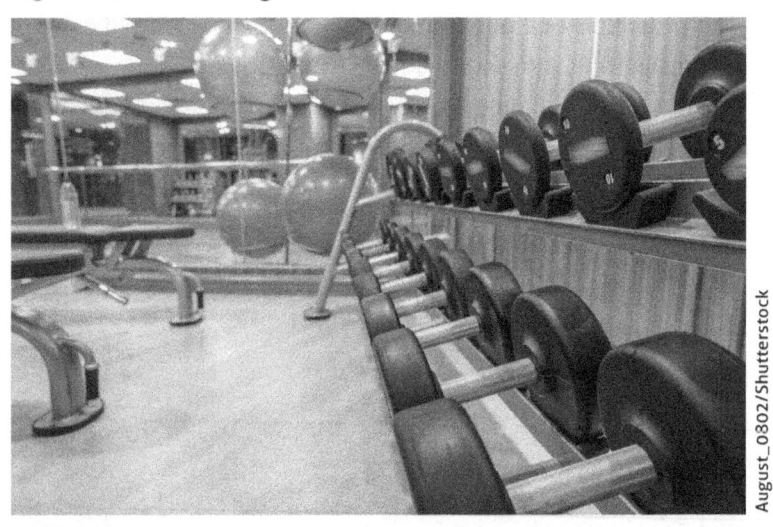

É importante, ainda, prestar atenção aos locais adequados para jogar cada tipo de lixo (Figura 6.5). Eles devem ser de fácil acesso, a fim de evitar a presença ou o acúmulo de lixo misturado aos equipamentos utilizados.

Figura 6.5 Lixeira seletiva

PAPEL PLÁSTICO VIDRO METAL

Macrovector/Shutterstock

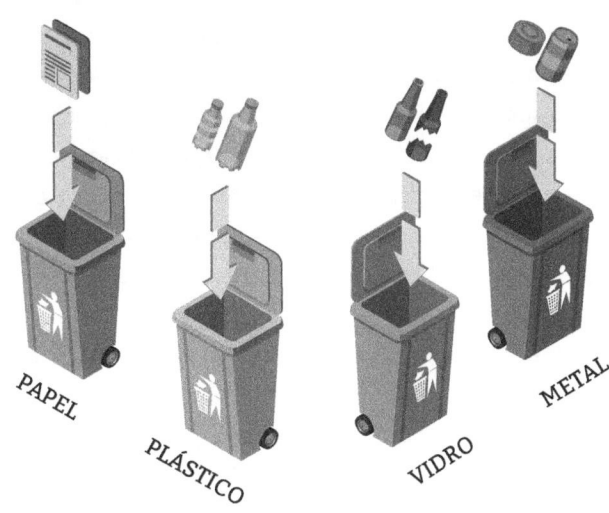

Mais uma vez, vale lembrar que o planejamento e a organização são fatores importantíssimos para a prevenção de acidentes. Em muitos casos, não é possível trabalhar em condições ideais, porém sempre podem ser feitas adequações (inclusive nas atividades) tendo em vista o desenvolvimento de práticas mais seguras.

6.3 Prática de esportes e uso adequado de materiais e equipamentos

Os materiais e equipamentos esportivos precisam ser adequados à modalidade e à atividade desenvolvidas e à faixa etária dos participantes. Em esportes como o futebol, por exemplo, a trave do gol é um fator de risco, por isso, em alguns locais, opta-se por colocar uma proteção nas traves (como colchonetes de EVA) para minimizar o risco de lesão caso algum dos praticantes bata ou seja empurrado contra elas. Outro risco pode ser observado quando os alunos se penduram na trave, que, se não estiver adequadamente presa/estável, aumenta o risco de queda, ou pior, de a trave cair em cima de algum segmento corporal do aluno, podendo provocar desde uma fratura até o óbito, caso a trave atinja a calota craniana.

Em atividades que envolvem o trabalho com bolas, é preciso estar atento aos diferentes tamanhos e pesos, que se adéquam a diferentes faixas etárias. Considerando-se que cada atividade tem uma necessidade específica, quanto mais o professor e o profissional de educação física conhecerem a respeito dela e das exigências e materiais necessários, menor será a chance de acidentes.

O traumatismo cranioencefálico, como vimos, é um acidente sério que pode ser prevenido com o uso de capacete. Em atividades esportivas como andar de bicicleta, *skate* ou patins, esse é um dos equipamentos de proteção individual (EPIs) indispensáveis. Atividades como arvorismo (Figura 6.6) também oferecem riscos em razão da altura a que o aluno está suspenso e do fato de ser realizada em um ambiente natural. Por isso, a proposta de uma atividade como essa depende de boas escolhas de equipamentos de segurança e atenção constante ao ambiente, a fim de minimizar (ou zerar) o número de acidentes.

Figura 6.6 **Arvorismo**

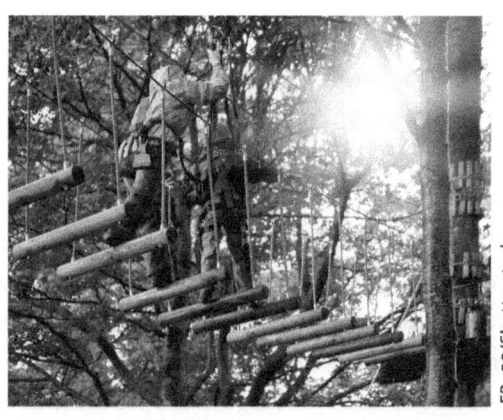

Acidente graves igualmente acontecem em esportes como o *rafting*, o qual se caracteriza como uma prática em ambiente natural, mais especificamente em corredeiras de rios. É inegável que esse tipo de atividade pode oferecer momentos muito agradáveis aos praticantes, porém é preciso que estejam com EPIs e sigam as orientações preventivas.

Figura 6.7 *Rafting*

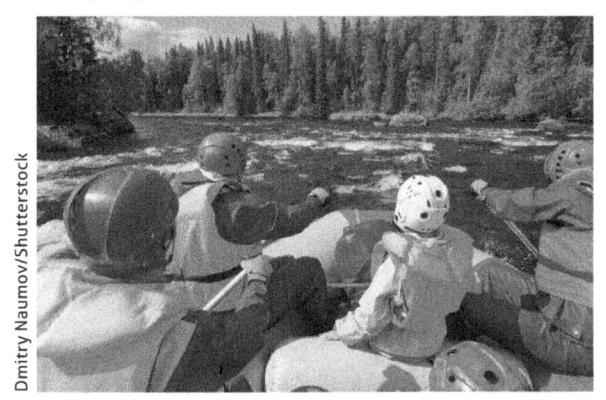

Dmitry Naumov/Shutterstock

6.4 Local e horário

Nesta seção, vamos refletir sobre o local e o horário de realização das atividades físicas, dois aspectos que devem ser analisados com anterioridade, de modo a minimizar os riscos de acidentes.

A definição de local e horário precisa respeitar a faixa etária dos alunos, no sentido de que eles têm de ter idade suficiente para compreender a necessidade do uso de EPIs. Por exemplo, em uma aula de canoagem, antes que os alunos se aproximem da água, todos devem colocar os coletes salva-vidas. Nesse sentido, a orientação sobre como agir em cada ambiente e como utilizar os materiais deve fazer parte do treinamento dado pelo professor, buscando-se minimizar o risco de acidentes. Ainda com relação ao exemplo da canoagem, como se trata de participação ativa em ambiente natural, o cuidado com a presença de animais peçonhentos, conforme discutimos no Capítulo 5, deve ser redobrado.

Vejamos, na Figura 6.8, os principais pontos a serem considerados na avaliação e escolha do local para o desenvolvimento de atividades.

Figura 6.8 Como escolher o local de uma atividade

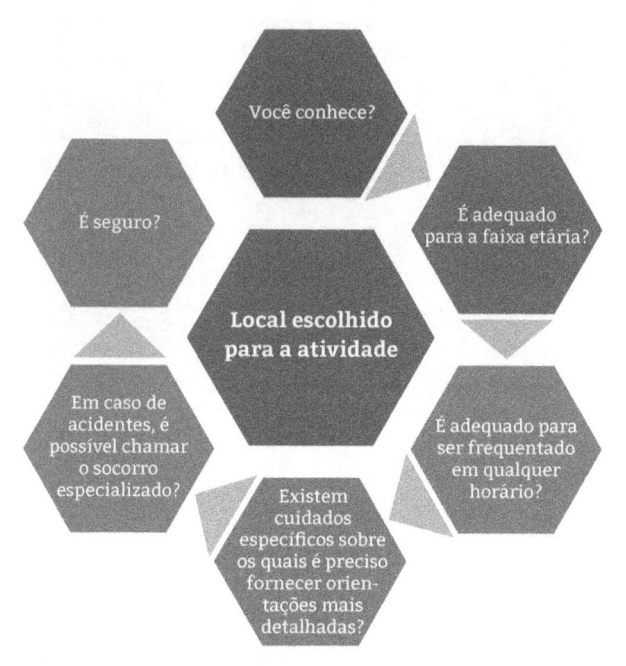

- Você conhece?
- É seguro?
- É adequado para a faixa etária?
- Local escolhido para a atividade
- Em caso de acidentes, é possível chamar o socorro especializado?
- É adequado para ser frequentado em qualquer horário?
- Existem cuidados específicos sobre os quais é preciso fornecer orientações mais detalhadas?

Conforme indica a figura, antes de levar os alunos a qualquer lugar, o professor deve refletir sobre as seguintes perguntas: Você conhece o local? Já foi até lá? Buscou informações e referências sobre ele? É adequado para a faixa etária dos alunos?

Considerando essas questões, podemos pensar em alguns exemplos. No entanto, é fundamental que o professor e o profissional da área de educação física procurem aprofundar as observações de acordo com cada local e as respectivas necessidades de adequação, bem como a faixa etária com que se está trabalhando. Pensemos em dois exemplos simples:

1. Caminhada com uma turma de idosos: diante de uma turma de idosos, é importante evitar a realização de caminhadas em pisos escorregadios ou que apresentem muitos desníveis. Cabe considerar: O local escolhido é adequado para ser frequentado em qualquer horário? Imagine que tenha sido planejada uma caminhada em um parque às 18 horas. A caminhada deveria durar 1 hora, porém às 18h30 já está escuro e, nesse local, não existe iluminação nem segurança (policiamento, por exemplo) adequadas. Essa escolha aumentaria o risco de acidentes, como quedas em possíveis desníveis no asfalto do parque ou assaltos. É necessário questionar ainda: Existem cuidados específicos sobre os quais é preciso fornecer orientações mais detalhadas mais detalhadas?
2. Atividade em ambiente natural com uma turma de crianças: primeiramente, deve-se averiguar se o local tem muretas baixas, a fim de prevenir que as crianças tentem brincar de subir ou se pendurar, visto o risco de queda. Em virtude do risco de encontrar animais peçonhentos, os alunos devem ser orientados a não se aproximarem de determinadas áreas. A atividade envolve ambiente aquático (rios, cachoeiras etc.)? Se sim, deve-se considerar a possibilidade de ocorrer um fenômeno conhecido popularmente como *cabeça d'água*[3]. Porém, mesmo tomadas todas as precauções, se ocorrer um acidente, o local tem acesso para a chegada do socorro especializado? No caso de locais mais afastados, existe sinal de celular para que a ligação possa ser feita? É possível a aproximação de ambulância ou

---

[3] A cabeça d'água corresponde ao aumento rápido e repentino do nível de um rio; aparece como uma enxurrada e ocorre em consequência das chuvas em pontos mais altos, normalmente nas cabeceiras do rio.

> seria necessário outro tipo de transporte? Antes de propor a atividade, o professor deve ter certeza de que se sente preparado para prestar socorro até a chegada do serviço especializado e de que o local é seguro. Também deve saber se a atividade proposta precisará de policiamento.

Note que, nos dois exemplos, todos os questionamentos suscitados fundamentam a escolha de um local adequado, pois um complementa o outro. Se considerarmos a combinação entre **local** e **temperatura**, será preciso levar em conta a necessidade do uso de EPIs, cada um com sua particularidade e em respeito ao exercício praticato. Por exemplo, quando o indivíduo resolve correr em ambientes muito frios, propícios ao congelamento de extremidades, tem de usar roupas e acessórios adequados, que o protejam do frio. Já em ambientes muito quentes, deve-se orientar os alunos para que que bebam água fresca, utilizem protetor solar, boné ou chapéu, buscando evitar insolação e queimaduras.

Até o momento, tratamos do local e da temperatura, mas não esqueçamos que esse dois fatores estão atrelados ao **horário**. É sabido que as atividades devem ser realizadas de tal forma que fomentem aspectos positivos e não riscos ao praticante. Dessa forma, na escolha do horário, devem ser consideradas a melhor opção para a realização da atividade e as possibilidades do aluno. Por exemplo, deve-se evitar longa permanência no sol forte, tendo em vista os riscos de queimaduras e de insolação, além do câncer de pele). Contudo, caso seja esse o único horário disponível na agenda do aluno, alguns cuidados extras devem ser observados:

- Hidratar-se com frequência, haja vista a intensidade/duração do exercício, bem como a temperatura/exposição ao sol.
- Utilizar equipamentos de proteção, como óculos e bonés.
- Usar roupas adequadas e protetor solar, no caso de exposição ao sol.

Conforme comentamos ao longo deste livro, a segurança deve sempre ser priorizada. No que diz respeito aos horários, atividades em ambientes abertos realizadas muito cedo ou tarde da noite podem ser mais arriscadas para a ocorrência de assaltos, por exemplo.

Por fim, vale ponderar sobre as funções fisiológicas, que, a depender do horário da prática de exercícios, repercutem favorável ou negativamente. Além disso, o horário tem de estar relacionado à qualidade do tempo de sono dos alunos. Você já ouviu falar de *ciclo circadiano*? Trata-se de um conceito importante para o professor e o profissional de educação física e que está intimamente ligado à prática de exercícios físicos.

6.4.1 Ciclo circadiano e o sono

O ciclo circadiano compreende as mudanças cíclicas de funções fisiológicas "que se repetem regularmente em um determinado tempo" (Minati; Santana; Mello, 2006, p. 76). O cérebro humano comanda a liberação de vários hormônios, que vão agir em diferentes órgãos-alvo. A glândula pineal, por exemplo, "é responsável pela regulação dos ritmos circadianos e adaptação relacionada aos fenômenos biológicos diários e sazonais" (Xavier et al., 2019, p. 73), promovendo a síntese e a secreção da melatonina, que é estimulada durante a noite e, por isso, está intimamente ligada ao sono, como mostra a Figura 6.9 . Xavier et al. (2019) apontam que a incidência de luz durante a noite tem ação supressora na síntese da melatonina, que é o hormônio responsável pela regulação do ciclo de sono/vigília.

Figura 6.9 Glândula pineal: síntese e secreção da melatonina e sua relação com os períodos diurno e noturno

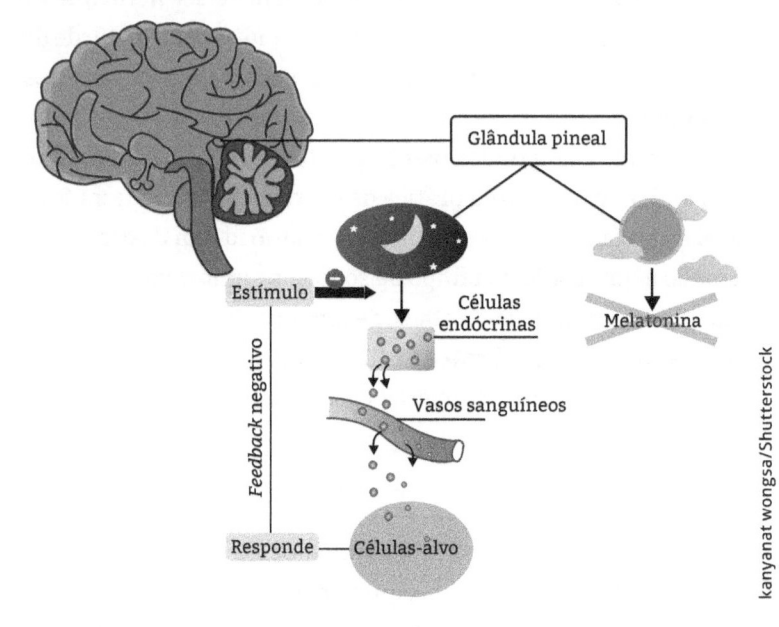

A falta ou a má qualidade do sono, segundo Finimundi, Rico e Souza (2013), pode repercutir no desempenho escolar em razão do aumento das chances de irritabilidade, agressividade, dificuldade na atenção, entre outros sintomas. Além disso, é preciso considerar que

> *o hormônio do crescimento tem seu pico de secreção durante o sono NREM [sem movimentos oculares rápidos] de ondas lentas, assim como a testosterona. Distúrbios que levam à fragmentação do sono em crianças (como asma brônquica e distúrbios respiratórios do sono) podem ter repercussões negativas no crescimento pondo-estatural das mesmas.*
> (Fernandes, 2006, p. 166)

O estudo de Copenhaver e Diamond (2017) mostrou que atletas jovens com menos de 8 horas de sono apresentaram 1,7 vez mais chance de sofrer lesões, quando comparados a atletas da mesma faixa etária que dormiram mais de 8 horas. Ainda, os pesquisadores constataram um aumento nos percentuais de lesões no caso de atletas jovens que relataram 6 horas de sono. Isso se justifica pelo fato de que, quando os atletas estão cansados, o risco de ocorrer uma lesão é maior, pois aumenta a chance de o indivíduo cometer erros de tomada de decisão, ou seja, de estar distraído. Com base nesse levantamento, os autores defendem a importância do sono na recuperação do atleta, considerando que esse fator desempenha um papel fundamental na recuperação e na segurança durante a prática do esporte.

> Durante o sono NREM [sem movimentos oculares rápidos], a hipófise secreta o hormônio do crescimento, que desempenha um papel substancial na regeneração e reparo tecidual do uso diário. O sono NREM também está associado à diminuição do consumo de oxigênio, à construção de proteínas e ao transporte de ácidos graxos livres, cujos efeitos combinados têm o potencial de acelerar a cicatrização. (Copenhaver; Diamond, 2017, p. 109, tradução nossa)

Dessa forma, adolescentes bem treinados tendem a ter uma melhor qualidade de sono e melhores condições de recuperação. Os jovens fazem parte de um grupo com alto risco de sofrer distúrbios do sono, tanto pelas características da idade quanto pelas demandas do esporte. Por isso, é importante saber que a perda de sono pode afetar o processo de recuperação e o desempenho, podendo até mesmo aumentar o risco de lesões.

Para finalizar, vale mencionar o estudo de Milewski et al. (2014), que estabeleceu uma relação entre a quantidade de sono e o risco de lesões em atletas adolescentes. Segundo os autores, a redução no número de horas de sono pode comprometer as funções motora e cognitiva, bem como o humor. Assim, o desempenho estaria comprometido e o risco de lesão aumentado.

6.5 Adaptação de equipamentos para a Pessoa com Deficiência (PcD)

Os aspectos de segurança tratados até aqui também envolvem os equipamentos adaptados para que a PcD participe das aulas de Educação Física, com vista a diminuir o risco de acidente ou qualquer tipo lesão. De forma geral, podemos destacar algumas deficiências e a postura do professor e do profissional de educação física diante delas:

- Deficiência intelectual: as informações transmitidas devem ser simples, diretas e objetivas. É necessário certificar-se de que o aluno compreendeu como realizar a atividade ou utilizar o equipamento com segurança.
- Deficiência auditiva: caso o professor não domine a linguagem em Libras, deve falar olhando para o aluno. Também é importante que desenvolva a sinalização visual durante a prática dos exercícios.
- Deficiência visual: antes de iniciar o aluno em qualquer atividade, ele deve conhecer bem o ambiente para que possa realizar os exercícios com segurança e autonomia. Para apresentar o local ao aluno, o professor pode ter um mapa em braile ou uma adaptação em alto relevo, por meio dos quais esse aluno, além de ganhar independência para andar pelo ambiente, saberia sobre os detalhes que cercam o ambiente. A Figura 6.10 mostra um modelo em braile da estrutura de uma edificação.

Figura 6.10 Rota de fuga em braile

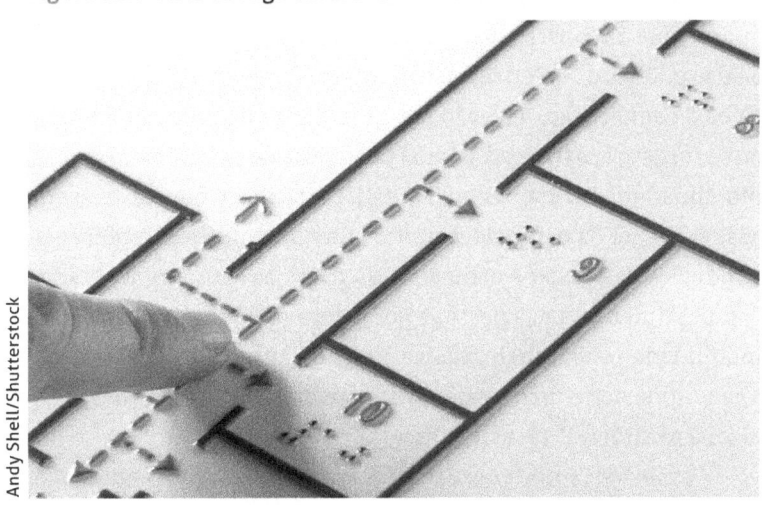

Andy Shell/Shutterstock

- Deficiência física: é necessário observar se o aluno tem paresia (diminuição da força muscular) em membros inferiores e se utiliza muleta, mas consegue realizar todos os exercícios sem que os equipamentos sejam adaptados. Caso o aluno use cadeira de rodas, deve-se ficar atento à necessidade de encosto aumentado, pois existem situações em que o cadeirante não tem controle do tronco. Ainda, é preciso destinar atenção à necessidade de adequação do material do assento. Por exemplo, no caso de paralisia flácida, o aluno não deve sentar em superfícies rígidas, visto que aumentam o risco de úlceras de pressão.

É importante ressaltar que o planejamento deve contemplar desde a chegada do aluno até sua saída, em boas condições, do ambiente. Claro que o esperado é que não aconteçam problemas, porém, havendo a necessidade de sair rapidamente do local, o professor já deve ter preparado uma rota de fuga com segurança.

O art. 11 do Decreto n. 5.296, de 2 de dezembro de 2004, aponta que a "construção, reforma ou ampliação de edificações de uso público ou coletivo, ou a mudança de destinação para estes tipos de edificação, deverão ser executadas de modo que sejam ou se tornem acessíveis à pessoa portadora de deficiência ou com mobilidade reduzida" (Brasil, 2004). O art. 24 do mesmo decreto assevera que os estabelecimentos de ensino deverão oferecer "condições de acesso e utilização de todos os seus ambientes ou compartimentos para pessoas portadoras de deficiência ou com mobilidade reduzida, inclusive salas de aula, bibliotecas, auditórios, ginásios e instalações desportivas, laboratórios, áreas de lazer e sanitários" (Brasil, 2004).

Ao mesmo tempo que discutimos a questão da acessibilidade, o debate sobre o acesso das PcDs às saídas, de forma autônoma, em caso de risco de desabamento, explosão ou incêndio, por exemplo, está menos em voga. Quando o único acesso a determinado nível é um elevador, fica a pergunta: Como promover a saída do indivíduo cadeirante em uma das situações apontadas anteriormente? Valentin e Ono (2014, p. 1944) alertam:

> De maneira geral, o acesso destas pessoas em edificações de múltiplos pavimentos se dá por meio de equipamentos eletromecânicos (elevadores ou plataformas), contudo, se este não for provido de mecanismos que permitam seu funcionamento em situação de emergência, a recomendação é que não seja utilizado em caso de incêndio. Sendo assim, o meio de transporte que permite o acesso aos pavimentos mais elevados em geral não pode ser utilizado em caso de incêndio para que as pessoas com deficiência possam abandonar o edifício com autonomia.

> De forma geral, as pessoas com deficiência, principalmente aquelas em cadeira de rodas ou com mobilidade reduzida, contam com duas alternativas para garantir sua segurança em caso de incêndio, a saber: a) se dirigir até uma área de resgate e aguardar por assistência; ou b) abandonar o andar imediatamente, auxiliadas por membros da brigada de incêndio devidamente treinados para tal função.

Nesse sentido, é recomendado que o professor e o profissional de educação física adquiram o hábito de fazer os seguintes questionamentos: Caso seja necessário sair o mais rápido possível de um edifício, qual seria a decisão mais acertada? Existe uma rota de fuga? Caso seja preciso ajudar uma PcD a deslocar-se, como proceder? Sobre a rota de acessibilidade, a NBR 9050/2015 estabelece:

> **6.1.1.1** *As áreas de qualquer espaço ou edificação de uso público ou coletivo devem ser servidas de uma ou mais rotas acessíveis. [...].*
>
> **6.1.1.2** *A rota acessível é um trajeto contínuo, desobstruído e sinalizado, que conecta os ambientes externos e internos de espaços e edificações, e que pode ser utilizada de forma autônoma e segura por todas as pessoas. A rota acessível externa incorpora estacionamentos, calçadas, faixas de travessias de pedestres (elevadas ou não), rampas, escadas, passarelas e outros elementos da circulação. A rota acessível interna incorpora corredores, pisos, rampas, escadas, elevadores e outros elementos da circulação.*
>
> **6.1.1.3** *A rota acessível pode coincidir com a rota de fuga.* (ABNT, 2015)

Assim, não é difícil perceber o quão complexo é esse tema e a importância de integrar um planejamento bem elaborado. Nesse planejamento, o professor ainda deve considerar: Existem pessoas capacitadas para atender esse público? O espaço contempla aspectos de segurança?

A NBR 9077/2001, que trata das saídas de emergência em edifícios, determina "as condições exigíveis que as edificações devem possuir: a) a fim de que sua população possa abandoná-las, em caso de incêndio, completamente protegida em sua integridade física; b) para permitir o fácil acesso de auxílio externo (bombeiros) para o combate ao fogo e a retirada da população" (ABNT, 2001). A Figura 6.11 mostra a sinalização de uma rota de fuga acessível.

Figura 6.11 Sinalização de rota de fuga acessível

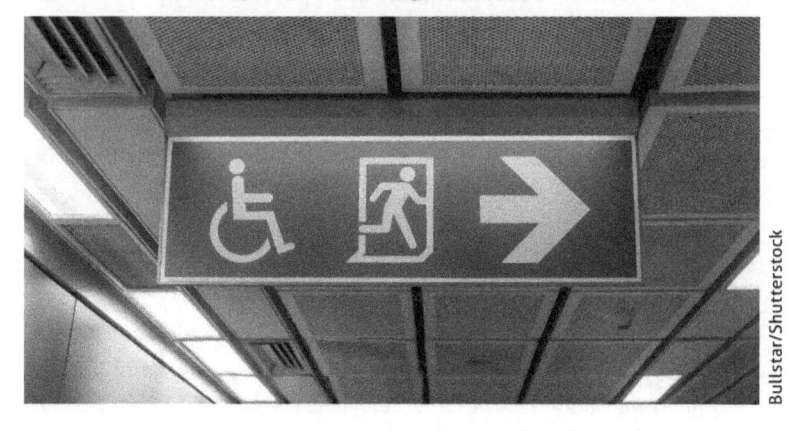

Bullstar/Shutterstock

Portanto, o planejamento deve ir além da elaboração das atividades, uma vez que deve contemplar a segurança do aluno, o que exige contato com a equipe de brigadistas, se possível. As formas de discutir e vivenciar as boas práticas voltadas à prevenção incluem preparar os profissionais e os alunos para estarem aptos a prestar socorro, caso seja necessário. É importante, ainda, que no local haja pessoas treinadas em evacuação de ambiente e remoção de PcDs, o que normalmente está a cargo dos brigadistas. A busca pela integração entre as pessoas também é um aspecto relevante. Para tanto, recomenda-se realizar atividades conjuntas: entre os membros que compõem a escola, a academia, o estúdio, o clube, entre outros lugares possíveis de atuação do profissional da área de educação física. As campanhas de informação sobre o tema igualmente podem funcionar para promover discussões e trazer um maior conhecimento acerca da aplicação das regras de segurança, incluindo treinamento de rota de fuga. O planejamento, aqui vinculado ao treinamento, é o ponto-chave para lidar com eventuais situações de emergência.

ⅠⅠⅠ Síntese

Neste capítulo, buscamos incentivar ainda mais a reflexão sobre as práticas preventivas e a prestação de socorro imediato. O primeiro tema foi o planejamento e a avaliação inicial do aluno. Destacamos que o planejamento deve contemplar cuidados e adequações em relação aos alunos e ao ambiente. Por isso, uma boa avaliação, quando possível, vai oferecer mais subsídios para a elaboração de atividades que respeitem às peculiaridades e às necessidades do aluno.

Na sequência, abordamos a etimologia da palavra *higiene*, destacando sua relação com os aspectos de prevenção. Juntamente com os cuidados pessoais, apontamos alguns cuidados relativos ao vestuário, também focando a prevenção de acidentes. Ainda, mostramos a importância da escolha dos materiais e equipamentos a serem utilizados nas aulas, sempre voltada a uma prática preventiva. Também destacamos que é fundamental fazer uma escolha adequada do local e do horário para a prática de exercícios.

Nesse contexto, vimos que o ciclo circadiano está relacionado às mudanças cíclicas de funções fisiológicas observadas ao longo do dia. Finalizamos o capítulo apontando as possibilidades de adaptação dos equipamentos para a PcD tendo em vista a prevenção de acidentes durante as aulas de Educação Física.

Atividades de autoavaliação

1. Leia o trecho a seguir:

> [A causa é a] origem, de caráter humano ou material, relacionada com o evento catastrófico ou acidental pela materialização de um perigo, resultando em danos. É aquilo que provocou o acidente, sendo o responsável por sua ocorrência, permitindo que o risco se transformasse em dano. Antes do acidente existe o risco. Após o acidente existe a causa. Existem três tipos de causas: atos inseguros, condições inseguras e fator pessoal de insegurança. (Rupphental, 2013, p. 24)

Quais são fatores de risco para a prática de atividade física em um ginásio?

a) Piso da quadra com excesso de pó ou molhado; equipamentos sem manutenção; cabos de equipamentos descascados.

b) Piso da quadra limpo; equipamentos sem manutenção, cabos de equipamentos descascados.

c) Piso da quadra com pó ou molhado; equipamentos em bom estado de manutenção; cabos de equipamentos descascados.

d) Piso da quadra com pó ou molhado; equipamentos sem manutenção; cabos de equipamentos em bom estado.

e) Nenhuma das alternativas anteriores.

2. O professor e o profissional da área de educação física devem realizar um bom planejamento para todas as atividades propostas, pois esse documento:

a) permite identificar o risco antecipadamente e adotar ações para a prevenção.

b) não contribui para a melhoria da atividade ou do desempenho dos alunos.

c) atrapalha na organização.

d) aumenta a chance de acidentes.

e) provoca aumento nos custos.

3. Em ambientes onde existe um risco maior de encontrar animais peçonhentos, como cobras, é importante utilizar:

a) meias.

b) botas com canos mais altos.

c) sandálias.

d) sapatilhas.

e) tênis.

4. Preencha a lacuna do texto a seguir:

O aluno com deficiência _____ deve conhecer bem o ambiente, para que possa realizar as atividades com segurança e autonomia. O professor e o profissional de educação física podem fornecer um mapa em braile ou uma adaptação em alto relevo, além de andar pelo ambiente com o aluno a fim de que este possa conhecer os detalhes por meio do tato.

Assinale a alternativa correta:

a) visual.
b) física.
c) motora.
d) auditiva.
e) intelectual.

5. Observe a imagem a seguir:

Figura 6.12 Placa de sinalização

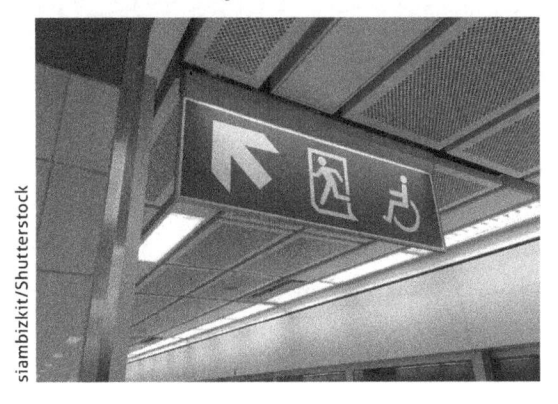

Trata-se de:

a) sinalização encontrada em salas de aula.
b) sinalização encontrada em estações de metrô.
c) sinalização de rota de fuga acessível.
d) sinalização de acesso ao estacionamento.
e) sinalização de acesso ao ginásio.

■ Atividades de aprendizagem

Questões para reflexão

1. Na Figura 6.13, vemos duas pessoas praticando arvorismo. Faça uma lista com os EPIs que você considera necessários para a prática segura do arvorismo e aponte se os praticantes da imagem estão utilizando todos eles.

Figura 6.13 Arvorismo

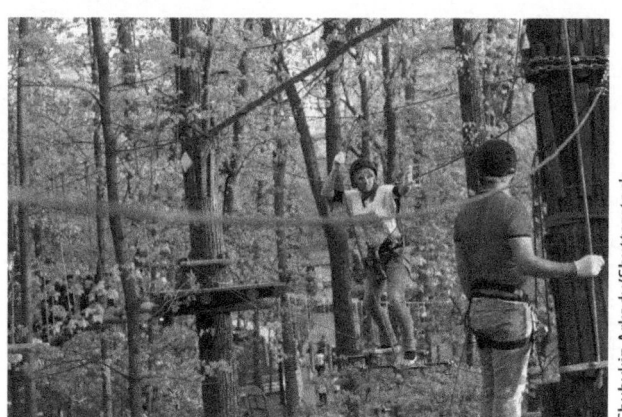

Chubykin Arkady/Shutterstock

2. Com base no que foi abordado neste capítulo, escolha um ambiente onde pretenda exercer sua atividade profissional. Faça uma lista dos possíveis riscos e das adaptações necessárias para evitar acidentes – inclua os cuidados com ambientes e pessoas (vestuário) –, bem como das orientações que devem ser repassadas aos alunos.

Atividade aplicada: prática

1. Imagine que você é o gestor de uma escola ou academia e precise fazer um projeto que contemple dez atividades físicas a serem realizadas ao longo do primeiro semestre. Para cada uma, aponte um fator de risco e uma ação para minimizá-lo.

Considerações finais

Neste livro, buscamos demonstrar a abrangência e a importância dos primeiros socorros. Descrevemos variadas lesões, seus conceitos e a maneira como prestar socorro imediato em cada caso. Ressaltamos, ainda, que o planejamento e a prevenção são os pontos-chave para minimizar a ocorrência de acidentes.

Embora os esportes e as características dos alunos variem, todos exigem uma boa compreensão dos primeiros socorros, pelo menos em sua dimensão mais básica. As responsabilidades de professores e profissionais de educação física se estendem à saúde e à segurança do aluno, o que inclui a prevenção de lesões e o cuidado até a chegada de equipe especializada, em caso de acidente. É inegável que as lesões e os acidentes ocorrem durante o desenvolvimento de atividades físicas, sendo importante que o profissional esteja treinado em primeiros socorros em um nível que lhe permita adotar uma conduta adequada em cada situação.

Nesse sentido, abordamos, no Capítulo 1, conceitos associados a um conhecimento básico em socorros de urgência, incluindo os números do Serviço de Atendimento Móvel de Urgência (Samu) e do corpo de bombeiros militar. Ainda, examinamos elementos legais e éticos que regulam o atendimento de primeiros socorros, bem como os respectivos direitos e deveres. Os aspectos epidemiológicos dos acidentes no ambiente escolar também foram tema de nossa análise, além de alguns mecanismos de trauma e a avaliação inicial da vítima, incluindo o ABCDE dos socorros de urgência, que corresponde aos passos, por ordem alfabética, para a prestação de um atendimento imediato.

No Capítulo 2, apresentamos as formas de agir diante de algumas situações de emergências clínicas. Tratamos da parada cardiorrespiratória (PCR) e da ressuscitação cardiopulmonar (RCP), bem como das medidas a serem tomadas caso se suspeite de que alguém se encontra nessa situação. O desfibrilador externo automático (DEA), equipamento que realiza a análise de ritmo elétrico cardíaco e indica a presença ou a ausência de choque em vítimas de PCR, também foi descrito. Outro tema abordado foi o afogamento, a respeito do qual apontamos os fatores de risco e as possibilidades de prevenção em diferentes ambientes: praias, piscinas, rios ou até mesmo banheiras ou tanques domésticos. Ainda, mostramos como proceder em casos de vertigem, síncope e desmaio e, por fim, quais são as condições para a ocorrência de hipoglicemia e hiperglicemia.

Trabalhamos, no Capítulo 3, com outras condições clínicas, como a febre, a hipertermia e a hipotermia, enfocando suas principais causas e a forma como se deve proceder em um primeiro atendimento. Alguns fatores como insolação, intermação e *frostbite* (queimadura de frio) também foram tópicos desse capítulo, destacando-se as possibilidades de prevenção e as possíveis causas. Esse capítulo ainda apresentou a convulsão e os traumas abdominal e ocular.

No Capítulo 4, abordamos a fratura, a entorse e a luxação, bem como o trauma cranioencefálico (TCE) e o trauma de tórax. Sobre eles, vimos as condições de risco, as possibilidades de prevenção e as medidas de socorro. Finalizamos o capítulo com a apresentação do trauma raquimedular (TRM).

O Capítulo 5 foi dedicado à hemorragia e aos ferimentos. Também foram descritos os acidentes que decorrem do contato com animais peçonhentos. Examinamos, ainda, a intoxicação exógena, a eletrocussão e as queimaduras.

Por fim, no Capítulo 6, tratamos do planejamento e da necessidade de avaliação inicial do aluno. Vimos a importância da higiene pessoal, da manutenção de bons hábitos, como lavar as mãos, e da vestimenta correta na prevenção de doenças. Ainda, no que diz respeito aos materiais/equipamentos esportivos, discutimos como eles devem ser utilizados de maneira adequada, a depender da modalidade ou da atividade esportiva e da faixa etária. Na sequência, o local e o horário adequados para a prática de atividade física foram tópicos para reflexão. O último tema do capítulo foi a adaptação dos equipamentos para a Pessoa com Deficiência (PcD), voltada à prevenção de acidentes durante as aulas de Educação Física.

Desse modo, procuramos deixar claro que o planejamento é essencial para a realização de qualquer atividade e que a avaliação antecipada dos fatores de risco pode contribuir para evitar uma série de situações indesejadas.

De maneira geral, os conteúdos apresentados neste livro contemplam os acidentes mais comuns e sua forma de prevenção e socorro. Logo, nosso objetivo não foi esgotar as situações nas quais é necessário prestar atendimento imediato. Acreditamos que, com as reflexões aqui propostas, fornecemos ao leitor uma via condutora para aprofundar seu conhecimento em primeiros socorros, em uma perspectiva de salvar vidas ou, ao menos, evitar maiores agravos diante de circunstâncias diversas.

Lista de siglas

ACLS – *Advanced Cardiac Life Suport*
AHA – *American Heart Association*
Anvisa – Agência Nacional de Vigilância Sanitária
APH – Atendimento pré-hospitalar
AVC – Acidente vascular encefálico
BLS – *Basic Life Support*
CCF – Fração de compressão torácica
Confef – Conselho Federal de Educação Física
DEA – Desfibrilador externo automático
DM – Diabetes *mellitus*
DM1 – Diabetes *mellitus* tipo 1
DM2 – Diabetes *mellitus* tipo 2
EF – Exercício físico
EPI – Equipamento de proteção individual
FAB – Ferimento por arma branca
FAF – Ferimento por arma de fogo
FCR – Frequência cardíaca de repouso
IMC – Índice de Massa Corporal
LM – Lesão medular
MG – Monitoração glicêmica
MMII – Membros inferiores
PA – Pressão arterial
PAD – Pressão arterial diastólica

PAS – Pressão arterial sistólica
PcD – Pessoa com Deficiência
PCR – Parada cardiorrespiratória
PP – Pressão de pulso
RCP – Ressuscitação cardiopulmonar
Samu – Serviço de Atendimento Móvel de Urgência
SAV – Suporte Avançado de Vida
SBV – Suporte Básico de Vida
SE – Serviço de emergência
SNC – Sistema nervoso central
SRAA – Sistema renina-angiotensina-aldosterona
TA – Trauma abdominal
TCE – Trauma cranioencefálico
TRM – Trauma raquimedular
UBS – Unidade Básica de Saúde

Referências

ABNT – Associação Brasileira de Normas Técnicas. **NBR 9050**: Acessibilidade a edificações, mobiliário, espaços e equipamentos urbanos. Rio de Janeiro, 2015.

ABNT – Associação Brasileira de Normas Técnicas. **NBR 9077**: Saídas de emergência em edifícios. Rio de Janeiro, 2001.

AKERMAN, A. P. et al. Heat Stress and Dehydration in Adapting for Performance: Good, Bad, Both, or Neither?. **Temperature**, v. 3, n. 3, p. 412-436, 2016. Disponível em: <https://www.tandfonline.com/doi/full/10.1080/23328940.2016.1216255>. Acesso em: 16 set. 2020.

ALMONDES, M. de; BOTH, J. O conteúdo de primeiros socorros nas aulas de Educação Física para estudantes do ensino médio. In: PARANÁ. Secretaria de Estado da Educação. Superintendência de Educação. **Os desafios da escola pública paranaense na perspectiva do professor PDE**: produções didático-pedagógicas, 2013. Curitiba: SEED/PR, 2016, v. 1 (Cadernos PDE). Disponível em: <http://www.diaadiaeducacao.pr.gov.br/portals/cadernospde/pdebusca/producoes_pde/2013/2013_uel_edfis_artigo_marshal_de_almondes.pdf>. Acesso em: 16 set. 2020.

ASTUR, D. C. et al. Fraturas por estresse: definição, diagnóstico e tratamento. **Revista Brasileira de Ortopedia**, v. 51, n. 1, p. 3-10, 2016. Disponível em: <http://www.scielo.br/pdf/rbort/v51n1/pt_0102-3616-rbort-51-01-00003.pdf>. Acesso em: 16 set. 2020.

AVEN, T. Foundational Issues in Risk Assessment and Risk Management. **Risk Analysis**, v. 32, n. 10, out. 2012. Disponível em: <https://onlinelibrary.wiley.com/doi/abs/10.1111/j.1539-6924.2012.01798.x>. Acesso em: 16 set. 2020.

BORDONI, P. H. C. et al. Óbitos por trauma abdominal: análise de 1888 autopsias médico-legais. **Revista do Colégio Brasileiro de Cirurgiões**, v. 44, n. 6, p. 582-595, nov./dez. 2017. Disponível em: <https://www.scielo.br/pdf/rcbc/v44n6/pt_1809-4546-rcbc-44-06-00582.pdf>. Acesso em: 07 mar. 2020.

BRASIL. Agência Nacional de Vigilância Sanitária. **Disque-Intoxicação**. Disponível em: <http://portal.anvisa.gov.br/disqueintoxicacao>. Acesso em: 16 set. 2020a.

BRASIL. Constituição (1988). **Diário Oficial da União**, Brasília, DF, 5 out. 1988. Disponível em: <http://www.planalto.gov.br/ccivil_03/constituicao/constituicao.htm>. Acesso em: 5 jul. 2019.

BRASIL. Decreto-Lei n. 2.848, de 7 de dezembro de 1940. **Diário Oficial da União**, Poder Executivo, Rio de Janeiro, 31 dez. 1940. Disponível em: <http://www.planalto.gov.br/ccivil_03/decreto-lei/Del2848compilado.htm>. Acesso em: 16 set. 2020.

BRASIL. Decreto n. 5.296, de 2 de dezembro de 2004. **Diário Oficial da União**, Poder Executivo, Brasília, DF, 3 dez. 2004. Disponível em: <http://www.planalto.gov.br/ccivil_03/_Ato2004-2006/2004/Decreto/D5296.htm>. Acesso em: 16 set. 2020.

BRASIL. Lei n. 8.069, de 13 de julho de 1990. **Diário Oficial da União**, Poder Legislativo, Brasília, DF, 16 jul. 1990. Disponível em: <http://www.planalto.gov.br/ccivil_03/LEIS/L8069.htm>. Acesso em: 16 set. 2020.

BRASIL. Lei n. 13.722, de 4 de outubro de 2018. **Diário Oficial da União**, Poder Legislativo, Brasília, DF, 5 out. 2018. Disponível em: <http://www.planalto.gov.br/ccivil_03/_ato2015-2018/2018/lei/L13722.htm>. Acesso em: 16 set. 2020.

BRASIL. Ministério da Saúde. Biblioteca Virtual em Saúde. **Acidentes com raios**. 18 jun. 2015a. Disponível em: <http://bvsms.saude.gov.br/dicas-em-saude/1792-acidentes-com-raios>. Acesso em: 16 set. 2020.

BRASIL. Ministério da Saúde. Biblioteca Virtual em Saúde. **Convulsão**. 2015b. Disponível em: <https://bvsms.saude.gov.br/dicas-em-saude/2050-convulsao>. Acesso em: 16 set. 2020.

BRASIL. Ministério da Saúde. Secretaria de Atenção à Saúde. Departamento de Atenção Básica. **Acolhimento à demanda espontânea**: queixas mais comuns na Atenção Básica. Brasília: Ministério da Saúde, 2012a. (Cadernos de Atenção Básica, n. 28, v. II). Disponível em: <http://189.28.128.100/dab/docs/publicacoes/cadernos_ab/caderno_28.pdf>. Acesso em: 16 set. 2020.

BRASIL. Ministério da Saúde. Secretaria de Atenção à Saúde. Departamento de Atenção Especializada. **Cartilha para tratamento de emergência das queimaduras** Brasília: Ministério da Saúde, 2012b. (Série F. Comunicação e Educação em Saúde). Disponível em: <http://bvsms.saude.gov.br/bvs/publicacoes/cartilha_tratamento_emergencia_queimaduras.pdf>. Acesso em: 16 set. 2020.

BRASIL. Ministério da Saúde. Secretaria de Atenção à Saúde. Departamento de Ações Programáticas Estratégicas. **Diretrizes de atenção à pessoa com lesão medular**. 2 ed. Brasília: Ministério da saúde, 2015c. Disponível em: <http://bvsms.saude.gov.br/bvs/publicacoes/diretrizes_atencao_pessoa_lesao_medular_2ed.pdf>. Acesso em: 16 set. 2020.

BRASIL. Ministério da Saúde. Secretaria de Atenção à Saúde. Departamento de Ações Programáticas Estratégicas. **Diretrizes de atenção à reabilitação da pessoa com traumatismo cranioencefálico**. Brasília: Ministério da Saúde, 2015d. Disponível em:< http://bvsms.saude.gov.br/bvs/publicacoes/diretrizes_atencao_reabilitacao_pessoa_traumatisco_cranioencefalico.pdf>. Acesso em: 16 set. 2020.

BRASIL. Ministério da Saúde. Secretaria de Atenção à Saúde. Departamento de Atenção Básica. **Estratégias para o cuidado da pessoa com doença crônica**: diabetes *mellitus*. Brasília: Ministério da Saúde, 2013. (Cadernos de Atenção Básica, n. 36). Disponível em: <http://bvsms.saude.gov.br/bvs/publicacoes/estrategias_cuidado_pessoa_diabetes_mellitus_cab36.pdf>. Acesso em: 16 set. 2020.

BRASIL. Ministério da Saúde. **HU-Univasf adotará novo sistema de classificação para atendimentos**. 22 jul. 2016a. Disponível em: <http://www.blog.saude.gov.br/index.php/servicos/51366-hu-univasf-adotara-novo-sistema-de-classificacao-para-atendimentos>. Acesso em: 16 set. 2020.

BRASIL. Ministério da Saúde. Fundação Oswaldo Cruz (Fiocruz). Vice-Presidência de Serviços de Referência e Ambiente. Núcleo de Biossegurança (NUBio). **Manual de Primeiros Socorros**. Rio de Janeiro: Fundação Oswaldo Cruz, 2003. Disponível em: <http://www.fiocruz.br/biosseguranca/Bis/manuais/biosseguranca/manualdeprimeirossocorros.pdf>. Acesso em: 16 set. 2020.

BRASIL. Ministério da Saúde. Secretaria de Atenção à Saúde. **Protocolos de intervenção para o SAMU 192 – Serviço de Atendimento Móvel de Urgência**. Brasília: Ministério da Saúde, 2016b. Disponível em: <http://bvsms.saude.gov.br/bvs/publicacoes/protocolo_suporte_basico_vida.pdf>. Acesso em: 16 set. 2020.

BRASIL. Ministério da Saúde. Portaria n. 2.048, de 5 de novembro de 2002. **Diário Oficial da União**, Brasília, DF, 5 nov. 2002. Disponível em: <http://bvsms.saude.gov.br/bvs/saudelegis/gm/2002/prt2048_05_11_2002.html>. Acesso em: 16 set. 2020.

BRASIL. Ministério da Saúde. Portaria n. 354, de 10 de março de 2014. **Diário Oficial da União**, Brasília, DF, 10 mar. 2014. Disponível em: <http://bvsms.saude.gov.br/bvs/saudelegis/gm/2014/prt0354_10_03_2014.html>. Acesso em: 16 set. 2020.

BRASIL. Ministério da Saúde. **Serviço de Atendimento Móvel de Urgência (SAMU 192)**. Disponível em: <http://portalms.saude.gov.br/acoes-e-programas/samu>. Acesso em: 16 set. 2020b.

BRUNING, G. E.; KALIL, M. B.; MAHMUD, S. J. **Intercorrências agudas no domicílio**: hipoglicemia. São Luís: Unasus/UFMA, 2013. Disponíve l em: <http://repocursos.unasus.ufma.br/ad_federado/intercorrenciasI/und_5/pdf/livro.pdf>. Acesso em: 16 set. 2020.

CABRAL, E. V.; OLIVEIRA, M. de F. A. de. Primeiros socorros na escola: conhecimento dos professores. **Ensino, Saúde e Ambiente**, v. 10, n. 1, p. 175-186, abr. 2017. Disponível em: <https://periodicos.uff.br/ensinosaudeambiente/article/view/21255/0>. Acesso em: 16 set. 2020.

CARVALHO, L. S. et al. Abordagem de primeiros socorros realizada pelos professores em uma unidade de ensino estadual em Anápolis– G O. **Ensaios e Ciências**, v. 18, n. 1, p. 25-30, 2014. Disponível em: <http://pgsskroton.com.br/seer/index.php/ensaioeciencia/article/view/407>. Acesso em: 16 set. 2020.

CASTRO-SEPULVEDA, M. et al. Prevalence of Dehydration Before Training Sessions, Friendly and Official Matches in Elite Female Soccer Players. **Journal of Human Kinetics**, v. 50, p. 79-84, abr. 2016. Disponível em: <https://www.ncbi.nlm.nih.gov/pubmed/28149344>. Acesso em: 16 set. 2020.

CAVALCANTI, M. R. R. L. et al. Parada cardiorrespiratória e reanimação cardiopulmonar: conhecimento teórico dos enfermeiros da atenção básica. **Brazilian Journal of Development**, Curitiba, v. 5, n. 10, p. 18682-18694, out. 2019. Disponível em: <http://www.brazilianjournals.com/index.php/BRJD/article/view/3723/3525>. Acesso em: 16 set. 2020.

CAVASINI, R.; BREYER, R. F.; PETERSEN, R. D. de S. Uma abordagem de gestão de riscos para atividades de educação ambiental ao ar livre. **Revista Brasileira de Educação Ambiental**, São Paulo, v. 11, n. 4, p. 100-116, 2016. Disponível em: <http://revbea.emnuvens.com.br/revbea/article/view/4960/3185>. Acesso em: 16 set. 2020.

CHRISTOFARO, D. G. D. et al. Relação entre frequência cardíaca de repouso, pressão arterial e pressão de pulso em adolescentes. **Arquivos Brasileiros de Cardiologia**, v. 108, n. 5, p. 405-410, 2017. Disponível em: <http://www.scielo.br/pdf/abc/v108n5/pt_0066-782X-abc-20170050.pdf>. Acesso em: 16 set. 2020.

COBRALT – Comitê Brasileiro das Ligas do Trauma. **O que é trauma?** Disponível em: <http://cobralt.com.br/o-que-e-trauma/>. Acesso em: 16 set. 2020.

CONFEF – Conselho Federal de Educação Física. Resolução n. 307, de 9 de novembro de 2015. **Diário Oficial da União**, Brasília, DF, 19 nov. 2015. Disponível em: <https://www.confef.org.br/confef/resolucoes/381>. Acesso em: 16 set. 2020.

COPENHAVER, E. A.; DIAMOND, A. B. The Value of Sleep on Athletic Performance, Injury, and Recovery in the Young Athlete. **Pediatric Annals**, v. 46, n. 3, p. 106-111, fev. 2017.

CRIANÇA SEGURA. **Prevenção e lesões no esporte**. São Paulo: ONG Criança Segura, 2016. Disponível em: <http://criancasegura.org.br/wp-content/uploads/2016/08/17-3.pdf>. Acesso em: 16 set. 2020.

DAMIANI, D.; DAMIANI, D. Brain Concussion: New Classifications and Current Physiopathological Knowledge of the Disease. **Arquivos Brasileiros de Neurocirurgia**, v. 38, n. 4, p. 284-291, 2019. Disponível em: <https://www.thieme-connect.com/products/ejournals/html/10.1055/s-0037-1602691>. Acesso em: 16 set. 2020.

DEL VECCHIO, F. B. et al. Formação em primeiros socorros: estudo de intervenção no âmbito escolar. **Cadernos de Formação RBCE**, v. 1, n. 2, p. 56-70, mar. 2010. Disponível em: <http://revista.cbce.org.br/index.php/cadernos/article/view/983/555>. Acesso em: 16 set. 2020.

DHILLON, J. et al. U.S. Estimates of Pediatric Spinal Cord Injury: Implications for Clinical Care and Research Planning. **Journal of Neurotrauma**, v. 34, n. 12, jun. 2017. Disponível em: <https://www.liebertpub.com/doi/abs/10.1089/neu.2016.4774>. Acesso em: 16 set 2020.

ESSERS, S. et al. Secondary Prevention in School Sports – Does Teachers' First Aid Education Meet the Recommendations in Class? **German Journal of Sports Medicine**, n. 70, p. 270-277, nov. 2019. Disponível em: <https://www.germanjournalsportsmedicine.com/fileadmin/content/archiv2019/Heft_11/DtschZSportmed_Originalia_Essers_Secondary_Prevention_in_School_Sports_2019-11.pdf>. Acesso em: 16 set. 2020.

FERNANDES, R. M. F. O sono normal. **Medicina (Ribeirão Preto Online)**, v. 39, n. 2, p. 157-168, abr./jun. 2006. Disponível em: <http://www.periodicos.usp.br/rmrp/article/view/372/373>. Acesso em: 16 set. 2020.

FERREIRA NETA, J. S. M. et al. Hipoglicemia em diabéticos tipo 2 praticantes de exercício físico. **ConScientiae Saúde**, v. 16, n. 1, p. 58-64, 2017. Disponível em: <https://www.redalyc.org/pdf/929/92952141007.pdf>. Acesso em: 16 set. 2020.

FILÓCOMO, F. R. F. et al. Perfil dos acidentes na infância e adolescência atendidos em um hospital público. **Acta Paulista de Enfermagem**, v. 30, n. 3, p. 287-294, 2017. Disponível em: <http://www.scielo.br/pdf/ape/v30n3/1982-0194-ape-30-03-0287.pdf>. Acesso em: 16 set. 2020.

FINIMUNDI, M.; RICO, E. P.; SOUZA, D. O. Relação entre ritmo circadiano, turno e rendimento escolar de alunos do ensino fundamental. **Revista Neurociências**, v. 21, n. 2, p. 175-183, 2013. Disponível em: <https://www.researchgate.net/publication/265086682_Relacao_Entre_Ritmo_Circadiano_Turno_e_Rendimento_Escolar_de_Alunos_do_Ensino_Fundamental>. Acesso em: 16 set. 2020.

FORRESTER, J. D. et al. The Golden Hour After Injury Among Civilians Caught in Conflict Zones. **Disaster Medicine and Public Health Preparedness**, v. 13, n. 5-6, p. 1074-1082, dez. 2019. Disponível em: <https://www.cambridge.org/core/journals/disaster-medicine-and-public-health-preparedness/article/golden-hour-after-injury-among-civilians-caught-in-conflict-zones/FB3497687F5C020D368D7CBD37B5D746>. Acesso em: 16 set. 2020.

FUNED – Fundação Ezequiel Dias. **Animais peçonhentos**. 5. ed. Belo Horizonte: Fundação Ezequiel Dias, 2014. Disponível em: <https://www.saude.go.gov.br/files/vigilancia/toxicologica/cartilha-pe%C3%A7onhentos-MG.pdf>. Acesso em: 16 set. 2020.

GONSALEZ, S. R. et al. Atividade inadequada do sistema renina-angiotensina-aldosterona local durante período de alta ingestão de sal: impacto sobre o eixo cardiorrenal. **Jornal Brasileiro de Nefrologia**, v. 40, n. 2, p. 170-178, 2018. Disponível em: <http://www.scielo.br/pdf/jbn/v40n2/pt_2175-8239-jbn-3661.pdf>. Acesso em: 16 set. 2020.

GUYTON, A. C.; HALL, J. E. **Textbook of Medical Physiology**. Philadelphia: Elsevier, 2010.

HU-UFSC – Hospital Universitário Prof. Polydoro Ernani de São Thiago. Universidade Federal de Santa Catarina. **Aferição de temperatura axilar**. 2017.

LAGANÁ, M. T. C.; FARO, A. C. M.; ARAUJO, T. L. A problemática da temperatura corporal enquanto um procedimento de enfermagem: conceitos e mecanismos reguladores. **Revista da Escola de Enfermagem da USP**, v. 26, n. 2, p. 173-86, ago. 1992. Disponível em: <http://www.scielo.br/pdf/reeusp/v26n2/0080-6234-reeusp-26-2-173.pdf>. Acesso em: 16 set. 2020.

LIBERAL, E. F. et al. Escola segura. **Jornal da Pediatria**, Rio de Janeiro, v. 81, n. 5, p. S155-S163, 2005. Disponível em: <https://www.scielo.br/pdf/jped/v81n5s0/v81n5Sa05.pdf>. Acesso em: 16 set. 2020.

MAKDISSI, M.; DAVIS, G.; MCCRORY, P. Updated Guidelines for the Management of Sports-Related Concussion in General Practice. **Australian Family Physician**, v. 43, n. 3, p. 94-99, mar. 2014. Disponível em: <https://www.racgp.org.au/download/Documents/AFP/2014/March/201403makdissi.pdf>. Acesso em: 16 set. 2020.

MANUAL operacional de bombeiros: resgate pré-hospitalar. Goiânia: Corpo de Bombeiros Militar do Estado de Goiás, 2016. Disponível em: <https://www.bombeiros.go.gov.br/wp-content/uploads/2015/12/MANUAL-DE-RESGATE-PR%C3%89-HOSPITALAR.pdf>. Acesso em: 16 set. 2020.

MATA, C.; CARVALHINHO, L. Security and Risk Management in Outdoor Sports: an Exploratory Systematic Review. **SPORT TK: Revista Euroamericana de Ciencias del Deporte**, Espanha, v. 9, n. 1, p. 59-64, 2020. Disponível em: <https://digitum.um.es/digitum/bitstream/10201/86941/1/413331-Texto%20del%20artículo-1388771-1-10-20200205.pdf>. Acesso em: 16 set. 2020.

MCINTOSH, S. E. et al. Wilderness Medical Society Clinical Practice Guidelines for the Prevention and Treatment of Frostbite: 2019 Update. **Wilderness & Environmental Medicine**, v. 30, n. 4, p. S19-S32, dez. 2019. Disponível em: <https://www.sciencedirect.com/science/article/pii/S1080603219300973>. Acesso em: 16 set. 2020.

MEANEY, P. A. et al. Cardiopulmonary Resuscitation Quality: Improving Cardiac Resuscitation Outcomes Both Inside and Outside the Hospital. **Circulation**, v. 18, n. 4, p. 417-435, jul. 2013. Disponível em: <https://www.ahajournals.org/doi/pdf/10.1161/CIR.0b013e31829d8654>. Acesso em: 16 set. 2020.

MILEWSKI, M. D. et al. Chronic Lack of Sleep Is Associated with Increased Sports Injuries in Adolescent Athletes. **Journal of Pediatric Orthopedics**, v. 34, n. 2, p. 129-133, mar. 2014.

MINATI, A.; SANTANA, M. G.; MELLO, M. T. A influência dos ritmos circadianos no desempenho físico. **Revista Brasileira de Ciência e Movimento**, v. 14, n. 1, p. 75-86, 2006. Disponível em: <https://bdtd.ucb.br/index.php/RBCM/article/viewFile/681/686>. Acesso em: 16 set. 2020.

NOVAES, P. E. R. S. Mitologia, Medicina e Saúde. **Higeia**, v. 1, n. 1, jul. 2016. Disponível em: <https://periodicosunimes.unimesvirtual.com.br/index.php/higeia/article/view/610/571>.Acesso em: 16 set. 2020.

OLIVEIRA, A. P. de; PEREIRA, V. H. A.; CARRIJO, S. A. Sinalização de trânsito na área escolar em Mineiros – GO. In: IV COLÓQUIO ESTADUAL DE PESQUISA MULTIDISCIPLINAR. II CONGRESSO NACIONAL DE PESQUISA MULTIDISCIPLINAR. **Anais**... Mineiros: Unifimes, 2019. Disponível em: <http://publicacoes.unifimes.edu.br/index.php/coloquio/index>. Acesso em: 16 set. 2020.

OLIVEIRA, E. S. G. **Como medir a pressão arterial**: requisitos básicos para adequada aferição da pressão arterial. Minas Gerais: Centro de Telessaúde, 2016. Disponível em: <https://ares.unasus.gov.br/acervo/handle/ARES/3247>. Acesso em: 16 set. 2020.

PAIXÃO, J. A.; SILVA, M. P. O risco na concepção de instrutores de esporte de aventura. **Psicologia & Sociedade**, Belo Horizonte, v. 29, p. 1-10, 2017. Disponível em: <http://www.scielo.br/pdf/psoc/v29/1807-0310-psoc-29-e149927.pdf>. Acesso em: 16 set. 2020.

PARREIRA, J. G. et al. Relação entre o mecanismo de trauma e lesões diagnosticadas em vítimas de trauma fechado. **Revista do Colégio Brasileiro de Cirurgiões**, v. 44, n. 4, p. 340-347, 2017. Disponível em: <http://www.scielo.br/pdf/rcbc/v44n4/0100-6991-rcbc-44-04-0340.pdf>. Acesso em: 16 set. 2020.

ROSSATO, C. E. et al. Propriocepção no esporte: uma revisão sobre a prevenção e recuperação de lesões desportivas. **Revista Saúde**, Santa Maria, v. 39, n. 2, p. 57-70, 2013. Disponível em: <https://periodicos.ufsm.br/revistasaude/article/view/6476/pdf_1>. Acesso em: 16 set. 2020.

RUPPENTHAL, J. E. **Gerenciamento de riscos**. Santa Maria: Rede e-Tec Brasil, 2013. Disponível em: <http://estudio01.proj.ufsm.br/cadernos_seguranca/sexta_etapa/gerenciamento_riscos.pdf>. Acesso em: 16 set. 2020.

SÁNCHEZ, R. et al. Trauma ocular. **Cuadernos de Cirugía**. v. 22, n. 1, p. 91-97, 2008. Disponível em: <http://revistas.uach.cl/pdf/cuadcir/v22n1/art13.pdf>. Acesso em: 16 set. 2020.

SANTOS, M. C. dos et al. **Serpentes de interesse médico da Amazônia**: biologia, venenos e tratamento de acidentes. Manaus: UA/SESU, 1995.

SANTOS, J. D. de S.; SANTOS, A. dos. Traumatismos em estudantes do ensino médio de uma escola pública. In: XVII CONGRESSO BRASILEIRO DE CIÊNCIAS DO ESPORTE. IV CONGRESSO INTERNACIONAL DE CIÊNCIAS DO ESPORTE. **Anais**... Porto Alegre: Colégio Brasileiro de Ciências do Esporte, 2011. Disponível em: <http://congressos.cbce.org.br/index.php/conbrace2011/2011/paper/view/2925/1325>. Acesso em: 16 set. 2020.

SOCIEDADE BRASILEIRA DE CARDIOLOGIA. SOCIEDADE BRASILEIRA DE HIPERTENSÃO. SOCIEDADE BRASILEIRA DE NEFROLOGIA. VI Diretrizes Brasileiras de Hipertensão. **Arquivos Brasileiros de Cardiologia**, v. 95, n. 1, p. 1-51, 2010. Disponível em:<http://publicacoes.cardiol.br/consenso/2010/Diretriz_hipertensao_associados.pdf>. Acesso em: 16 set. 2020.

SOCIEDADE BRASILEIRA DE DIABETES. **Atividade física e diabetes**: a prática segura de atividades desportivas. Posicionamento Oficial SBD, n. 04/2015. Disponível em: <https://www.diabetes.org.br/profissionais/images/2017/posicionamento-4.pdf>. Acesso em: 16 set. 2020.

SINGLETARY, E. M et al. Part 15: First Aid. 2015 American Heart Association and American Red Cross Guidelines Update for First Aid. **Circulation**, v. 132, n. 2, p. S574–S589, 2015. Disponível em: <https://www.ahajournals.org/doi/pdf/10.1161/CIR.0000000000000269>. Acesso em: 16 set. 2020.

SIQUEIRA, G. S. de. Atuação do professor de Educação Física diante de situações de primeiros socorros. **EFDeportes.com**: revista digital, Buenos Aires, ano 15, n. 154, mar. 2011. Disponível em: <https://www.efdeportes.com/efd154/professor-de-educacao-fisica-primeiros-socorros.htm>. Acesso em: 16 set. 2020.

SOUSA, H. de; CIPRIANI, H. N. Incidentes e acidentes em uma academia de musculação – um estudo de caso. **Enciclopédia Biosfera**, v. 14 n. 25, p. 1580-1588, 20 jun. 2017 Disponível em: <http://www.conhecer.org.br/enciclop/2017a/sau/incidentes%20e%20acidentes.pdf>. Acesso em: 16 set. 2020.

SOUZA, P. J.; TIBEAU, C. Acidentes e primeiros socorros na Educação Física Escolar. **EFDeportes.com**: revista digital, Buenos Aires, ano 13, n. 127, dez. 2008. Disponível em: <https://www.efdeportes.com/efd127/acidentes-e-primeiros-socorros-na-educacao-fisica-escolar.htm>. Acesso em: 16 set. 2020.

SZPILMAN, D. **Manual do curso de Emergências Aquáticas**. Sociedade Brasileira de Salvamento Aquático. 2013. Disponível em: <http://www.sobrasa.org/biblioteca/Manual_emerg_aquaticas_2012_curso_dinamico.pdf>. Acesso em: 16 set. 2020.

TEIXEIRA, V. A. et al. Avaliação dos fatores de risco da entorse em inversão em futebolistas brasileiros e sul-coreanos. **Arquivos de Ciências do Esporte**, v. 7, n. 1, p. 28-32, 2019. Disponível em: <http://seer.uftm.edu.br/revistaeletronica/index.php/aces/article/view/3475/3816>. Acesso em: 16 set. 2020.

TOBASE, L.; TOMAZINI, E. A. S. **Urgências e emergências em enfermagem**. Rio de Janeiro : Guanabara Koogan, 2017.

TORTORA, G. J.; DERRICKSON, B. **Principles of Anatomy & Physiology**. 14. ed. EUA: Wiley, 2016.

VALENTIN, M. V.; ONO, R. Qualidade do projeto de saídas de emergência em Edificações para pessoas com deficiência. In: FABRÍCIO, M. M. (Org.). **Anais [do] XV Encontro Nacional de Tecnologia do Ambiente Construído**: avanços no desempenho das construções - pesquisa, inovação e capacitação profissional - ENTAC 2014. Maceió: Marketing Aumentado, 2014. p. 1943-1952. Disponível em: <https://www.researchgate.net/publication/301433620_Qualidade_do_projeto_de_saidas_de_emergencia_em_edificacoes_para_pessoas_com_deficiencia>. Acesso em: 16 set. 2020.

VARA, M. de F. F.; PACHECO, T. **Educação física e populações especiais**. Curitiba: InterSaberes, 2018.

VASCONCELLOS, M. C. de; DUARTE, M. A.; MACHADO, M. G. P. Vômitos: abordagem diagnóstica e terapêutica. **Revista Médica de Minas Gerais**, v. 24, n. 10, p. 5-11, 2014. Disponível em: <http://www.smp.org.br/arquivos/site/revista-medica/artigo2-26.pdf>. Acesso em: 16 set. 2020.

WILBERGER, J. E.; MAO, G. **Hematomas intracranianos**. Manual MSD, 2017. Disponível em: <https://www.msdmanuals.com/pt/casa/les%C3%B5es-e-envenenamentos/traumatismos-cranianos/hematomas-intracranianos#>. Acesso em: 16 set. 2020.

WOLF, S. E. **Queimaduras**. Manual MSD, 2018. Disponível em: <https://www.msdmanuals.com/pt/casa/les%C3%B5es-e-envenenamentos/queimaduras/queimaduras>. Acesso em: 16 set. 2020.

XAVIER, E. A. et al. O papel da melatonina na fisiologia normal e patológica (a melatonina na fisiologia). **Revista de Medicina e Saúde de Brasília**, v. 8, n. 1, p. 64-74, 2019. Disponível em: <https://portalrevistas.ucb.br/index.php/rmsbr/article/view/9081/6311>. Acesso em: 16 set. 2020.

Bibliografia comentada

LINHARES, A. O. M. et al. **Manual APH**: manual de atendimento pré-hospitalar. Salvador: Sanar, 2018.

Esse livro apresenta 56 capítulos com temas relevantes sobre o atendimento pré-hospitalar, incluindo casos clínicos e fluxogramas de atendimento. Explora cenários de ocorrências e, por isso, leva a reflexões sobre os principais pontos que devem ser considerados no atendimento pré-hospitalar, em situações de urgência e de emergência.

AMERICAN HEART ASSOCIATION. Destaques da atualização das Diretrizes da AHA 2015 para RCP e ACE. [S.l.]: 2015. Disponível em: <https://eccguidelines.heart.org/wp-content/uploads/2015/10/2015-AHA-Guidelines-Highlights-Portuguese.pdf>. Acesso em: 16 set. 2020.

Essa publicação apresenta detalhadamente algumas questões sobre ética e, além disso, fornece orientações sobre a ressuscitação cardiopulmonar (RCP) em diferentes faixas etárias.

BRASIL. Ministério da Saúde. Secretaria de Atenção à Saúde. **Protocolos de intervenção para o SAMU 192 – Serviço de Atendimento Móvel de Urgência**. Brasília: Ministério da Saúde, 2016. Disponível em: <http://www.saude.gov.br/images/pdf/2016/outubro/26/livro-avancado-2016.pdf>. Acesso em: 16 set. 2020.

Essa obra descreve desde a avaliação primária e secundária até os diferentes tipos de ocorrências, bem como o que fazer em cada um dos casos. Trata-se de um documento de fácil acesso e uma excelente referência para reforçar os conteúdos sobre primeiros socorros.

Respostas

Capítulo 1
Atividades de autoavaliação
1. a
2. b
3. c
4. d
5. e

Capítulo 2
Atividades de autoavaliação
1. a
2. b
3. c
4. d
5. e

Capítulo 3
Atividades de autoavaliação
1. a
2. c
3. d
4. e
5. d

Capítulo 4
Atividades de autoavaliação

1. a
2. b
3. c
4. d
5. c

Capítulo 5
Atividades de autoavaliação

1. b
2. b
3. c
4. e
5. e

Capítulo 6
Atividades de autoavaliação

1. a
2. a
3. b
4. a
5. c

Sobre a autora

Maria de Fátima Fernandes Vara é doutoranda em Tecnologia em Saúde pela Pontifícia Universidade Católica do Paraná (PUCPR). Tem mestrado na área de Educação e Trabalho, linha de pesquisa em Educação e Saúde, pela Universidade Federal do Paraná (UFPR). É especialista em Anatomocinesiologia do Aparelho do Movimento e graduada em Fisioterapia pela Universidade Tuiuti do Paraná (UTP). Também é graduada em Educação Física pela UFPR. Atua como professora de Educação Física Adaptada e Cinesiologia e como fisioterapeuta da Associação dos Deficientes Físicos do Paraná (ADFP), Clube Duque de Caxias. Trabalhou no Comitê Organizador dos Jogos Olímpicos e Paralímpicos realizados no Rio de Janeiro, no ano de 2016, na função de Gerente de Serviço Esportivo Paralímpico (2015-2016). Atualmente, é *Head* de classificação funcional da International Canoe Federation (ICF).

Os papéis utilizados neste livro, certificados por instituições ambientais competentes, são recicláveis, provenientes de fontes renováveis e, portanto, um meio **respons**ável e natural de informação e conhecimento.

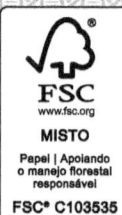

FSC
www.fsc.org
MISTO
Papel | Apoiando
o manejo florestal
responsável
FSC® C103535